解密
肝脏疾病

主　审　温志立

主　编　杨玲玲

副主编　邬天舟

编　委（按姓氏笔画排序）

　　　　朱　慧　刘　聪　杨　潇　张语轩

　　　　宗　振　聂明月　程天洋

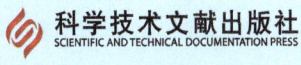

·北京·

图书在版编目（CIP）数据

解密肝脏疾病/杨玲玲主编. -- 北京 : 科学技术文献出版社，2025. 4. -- ISBN 978-7-5235-2366-7

Ⅰ. R575-49

中国国家版本馆 CIP 数据核字第 20255VQ807 号

解密肝脏疾病

策划编辑：胡　丹　责任编辑：胡　丹　责任校对：张永霞　责任出版：张志平

出　版　者	科学技术文献出版社	
地　　　址	北京市复兴路15号　　邮编　100038	
编　务　部	（010）58882938，58882087（传真）	
发　行　部	（010）58882868，58882870（传真）	
邮　购　部	（010）58882873	
官 方 网 址	www.stdp.com.cn	
发　行　者	科学技术文献出版社发行　全国各地新华书店经销	
印　刷　者	北京虎彩文化传播有限公司	
版　　　次	2025 年 4 月第 1 版　2025 年 4 月第 1 次印刷	
开　　　本	880×1230　1/32	
字　　　数	133千	
印　　　张	6.5	
书　　　号	ISBN 978-7-5235-2366-7	
定　　　价	68.00元	

版权所有　违法必究

购买本社图书，凡字迹不清、缺页、倒页、脱页者，本社发行部负责调换

主审简介

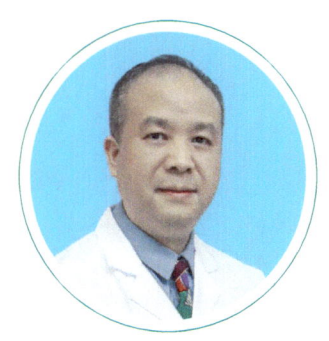

温志立

南昌大学第二附属医院消化内科主任,主任医师,博士研究生导师,医学博士,美国辛辛那提大学博士后/访问学者。

中华医学会肝病学分会委员,江西省医学会肝病学分会主任委员,中国研究型医院学会肝病专业委员会常委,中国中西医结合学会消化内镜学专业委员会常委,亚太肝病联盟常务理事兼江西省联盟理事长,江西省研究型医院学会消化委员会主任委员,江西省医学会消化委员会副主任委员,江西省中西医结合学会消化系统疾病委员会副主任委员,江西省医师协会消化分会副会长。江西省主要学科学术带头人,江西省青年科学家(井冈之星),江西省新世纪百千万人才工程人选。

主持国家自然科学基金项目4项(其中面上项目1项)、江西省自然科学基金项目2项,在SCI收录期刊累计发表论文30余篇。

主 编 简 介

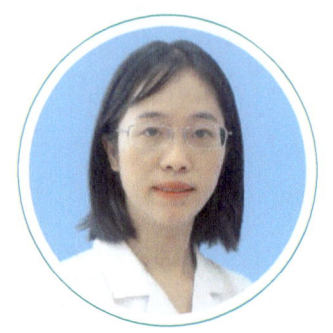

杨玲玲

南昌大学第二附属医院消化内科副主任医师，硕士研究生导师，医学博士，国家公派留美博士后/美国堪萨斯大学访问学者，江西省高层次人才（E类）。擅长消化系统疾病，如消化道出血、门静脉高压、疑难肝病等疾病的诊治。

江西省医学会肝病学分会委员兼秘书长、自身免疫肝病学组副组长，海峡两岸医药卫生交流协会消化病学分会肝病学组委员，中国研究型医院学会肝病专业委员会委员。

主持国家自然科学基金、江西省自然科学基金、江西省教育厅教育教学改革重点项目等科教课题共4项。以第一作者及通讯作者发表SCI论文7篇、中文核心期刊论文8篇，主编医学专著2部。获国家实用新型专利1项。致力于消化道疾病诊治和科普宣教，获全国高质量科普作品奖、全国高校医药科普大赛优秀奖、全国高校教师教学创新大赛二等奖、江西省高校教师教学创新大赛特等奖、江西省本科院校青年教师教学竞赛一等奖、南昌大学教学成果奖一等奖。

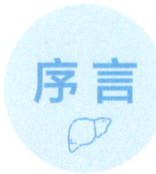

序言

　　肝脏是人体最大且最重要的代谢器官，承担着解毒、代谢、储存营养等多种生命功能，可以说，肝脏的健康直接影响着我们的身体状态。

　　作为一名长期从事肝脏疾病研究与临床治疗的医生，我深知肝脏疾病的危害及对患者身心的深远影响。许多肝脏疾病在早期症状不明显，很多患者往往错过了最佳治疗时机，导致疾病进展，甚至发生不可逆的损伤。与此同时，公众对肝脏健康的认知仍然存在误解或缺乏足够的关注，导致许多患者未能及时采取有效的预防和治疗措施。

　　因此，我很荣幸受邀成为本书的主审并撰写序言。本书——《解密肝脏疾病》全面细致地讲述了肝脏的基本功能、常见肝脏疾病，以及如何通过合理的生活方式预防肝脏疾病的发生。书中通过深入浅出的文字叙述，将专业医学知识变得通俗易懂，既适合普通读者，也能帮助健康从业者加深对肝脏疾病的认识。

　　在此，我诚挚推荐这本书，希望这本书能引起更多人关注肝脏健康，帮助大家意识到保护肝脏的重要性，并通过切实的行动，远离肝脏疾病，享受更健康的生活！

温志立

南昌大学第二附属医院消化内科

2024 年 12 月 9 日

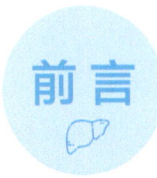

前言

肝脏,人体最大的消化腺,更是人体新陈代谢的重要枢纽,在人体健康中扮演着举足轻重的角色。然而,随着现代生活方式的改变,肝脏疾病逐渐成为影响全球健康的重要问题,从肝炎、脂肪肝到肝硬化、肝癌,肝脏问题正悄然威胁着我们的身体健康。

肝脏有什么功能呢?肝脏为何会生病呢?肝脏生病时,我们该如何应对呢?——这些问题可能并不是每个人都能迅速解答的,但却是每个人都应该关心和了解的。了解肝脏的功能、疾病的病因及如何预防和治疗肝脏疾病,不仅能帮助我们提高对整体健康的认知,更能帮助我们保护这个重要的器官。

我们编撰本书的目的,正是解答这些关于肝脏健康的疑问,为读者提供一份科学、实用且易于理解的肝脏健康指南。从肝脏的基本生理功能到常见的肝脏疾病,从如何预防到如何治疗,力求以通俗易懂的语言,带领您走进肝脏的世界,揭示肝脏健康的奥秘。

我们将通过有趣的图谱、生动的文字及最新的医学研究成果,深入浅出地解密肝脏疾病的病因、诊断与治疗方法,帮助您正确认识肝脏健康的重要性。同时,我们也将提供一些简单易行的生活建议,帮助您从日常饮食、运动和生活习惯等方面,保护好我们的"小心肝"——人体的"生命工厂",远离肝脏疾病的困扰!

无论您是渴望改善肝脏健康的普通读者,还是想进一步了解肝脏医学知识的健康从业者,本书都将为您提供有价值的信息和启示。让我们一起走进肝脏，了解它的秘密，守护它的健康，从而在更广泛的层面上关爱我们的整体健康。

愿本书能为您打开探索肝脏健康的一扇窗，帮助您理解和掌控自己的健康，从而迈向更长久、更健康的生活之路。

由于精力和时间有限，错谬在所难免，书中不足之处，恳请读者朋友、道中同人指正。

杨玲玲

写于美国堪萨斯大学

2024年12月06日

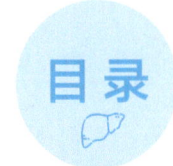

目录

第一章 走进神秘的肝脏世界 /01

第一节 人体的"超级工厂":肝脏 /02

第二节 各式检查齐上阵,侦查肝脏近况 /14

第二章 肝病家族成员大揭秘 /42

第一节 嗜肝病毒性肝炎的秘密 /43

第二节 非嗜肝病毒的入侵 /59

第三节 药物与肝脏的较量:揭秘药物性肝损伤 /64

第四节 酒精的"诱惑"与肝脏的"哀歌" /71

第五节 非酒精性脂肪性肝病的"崛起" /77

第六节 自身免疫性肝病:肝脏自卫免疫的"叛军" /83

第七节 遗传代谢性肝病:肝病"继承者" /96

第八节 肝脏的"变身秀":肝硬化 /110

第九节 血管的"高压之谜":门静脉高压 /125

第十节 沉默的"杀手":肝癌 /131

第三章　肝病的百变面孔：疑难肝病 /143

第四章　重塑肝脏的健康密码：肝病的治疗策略 /150

　　第一节　基本保障：药物治疗 /151

　　第二节　重症肝病的"救星"：人工肝治疗 /154

　　第三节　革命性的突破：介入治疗 /156

　　第四节　直面肝病的"利刃"：手术治疗 /163

　　第五节　身体的"治疗师"：营养支持治疗 /169

　　第六节　新疗法、新技术护航肝脏健康 /171

第五章　养成好习惯，肝病靠边站 /175

　　第一节　戒烟限酒！别让烟酒迫害你的肝脏 /176

　　第二节　舌尖上的疗愈：用美食呵护你的肝脏 /178

　　第三节　动起来，肝更棒：运动养肝，活力满满 /182

　　第四节　不做"夜猫子"，养好你的肝 /186

　　第五节　保持良好心情，给肝脏一个"拥抱" /188

　　第六节　定期体检，"三早"护肝 /191

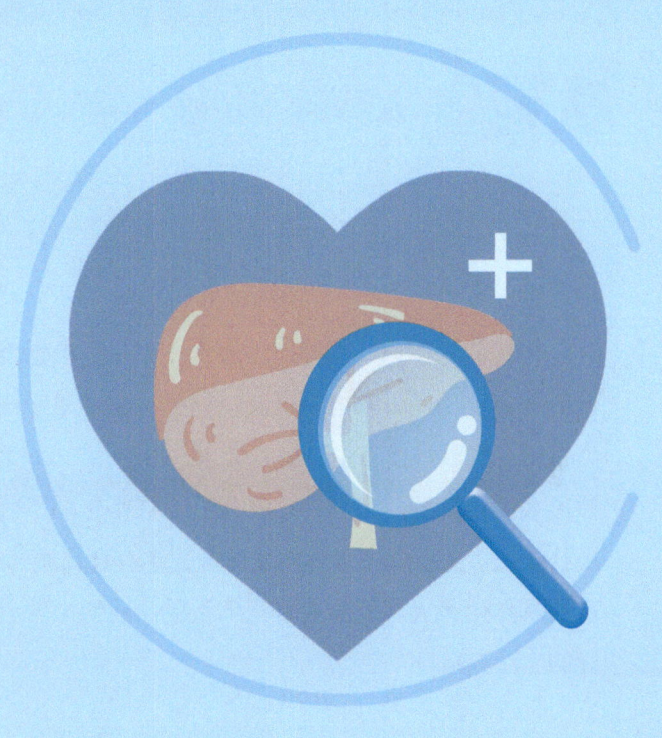

第一章
走进神秘的肝脏世界

第一节　人体的"超级工厂":肝脏

1. 肝脏的"江湖地位"

在我们身体内,有一个"超级工厂",承担着合成、解毒和代谢等多种功能,它就是肝脏!这是一位"重量级"的嘉宾,因为在所有实质性器官中,属它最重,可达 1.5～1.8 kg,它还是人体最大的消化腺。它的外观就像一个红褐色的不规则楔子,表面柔软红嫩,主要负责营养物质的合成和有毒物质的解毒、代谢等,可谓是作用强大、地位尊贵!那么就让我们来看看肝脏究竟有怎样的"江湖地位"吧!

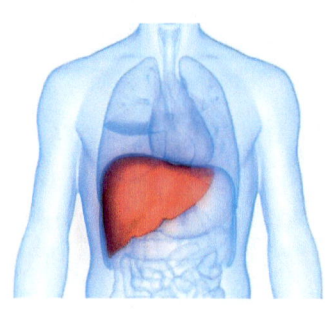

肝脏的"地理位置"

肝脏大部分位于右上腹,小部分位于左上腹,周围有许多邻居,前面大部分被肋骨所掩盖,后面是右肾、胆囊,上面经膈肌与右肺相望,下面是胃。而肝脏的位置并非固定的,会随着呼吸发生小范围的上下移动。

由于强壮的膈肌和肋骨为肝脏筑起了一道天然屏障，所以，一般情况下，我们并不能摸到肝脏的轮廓；如果能摸到，就说明发生了肝大。此外，为了更好地维持肝脏的稳定状态，其外面套有一个"护城河"——肝包膜，它紧紧包裹着肝脏，哪怕肝包膜破了一个小口，也不会对肝脏造成威胁。

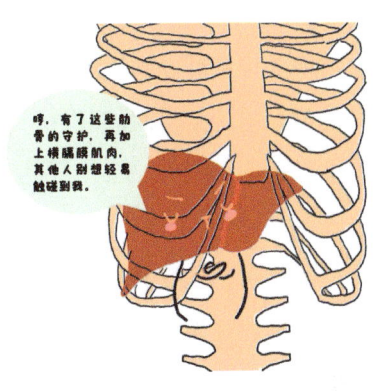

肝脏的"内饰结构"

肝脏作为"腹部中原第一城"，内部"装修"虽显得纷繁复杂，但实际却是井然有序，不同的结构履行着各自的职能。首先是肝小叶，如同肝脏这座城池里一格又一格排列的作坊，这些肝小叶正是肝脏的结构和功能单位，它们看似相对独立，却始终紧紧围绕着中央静脉这个"主城区"排列；而城里的"市民"——肝细胞，则在肝小叶里生活，承担着肝脏的大部分功能，如合成白蛋白、代谢有毒物质、储存糖原及发挥免疫作用等。

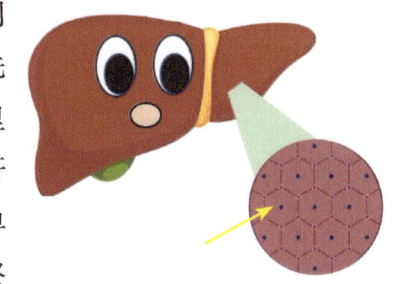

肝小叶（黄色箭头）

城市有了主力军，当然还需要"后勤"的支持！肝脏的"后勤主管"主要有2个：门脉系统和胆管系统。

◆ **门脉系统** 一条是门静脉，另一条是肝动脉，它们负责支配肝脏全部的血液供应，其中门静脉支配了3/4，肝动脉支配了1/4，它们为肝脏源源不断地输送氧气和营养。当然，时常也有垃圾——来自胃肠道的代谢产物，通过门静脉进入肝脏，汇入肝静脉，再流经下腔静脉运出肝脏。

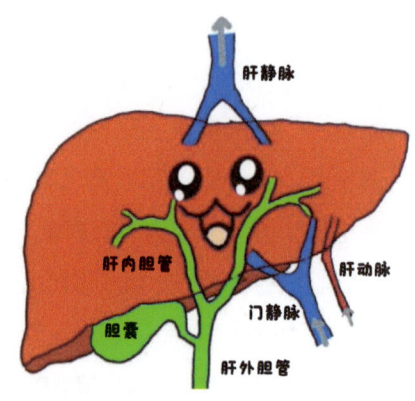

◆ **胆管系统** 由肝内胆管和肝外胆管共同组成，是负责分泌和运输胆汁的管道。

这两套系统就如同肝脏的"左右护法"，确保千千万万的物质能够有序地进出肝脏，维护着肝脏这座城市的高效运行。

肝脏的"外交关系"

肝脏血供丰富、血管网络系统繁杂，与身体多个器官息息相通，当它受损时，人体的其他器官也会受到重创，其中心脏、脾和眼睛较为典型。

◆ **心脏** "心肝"，我们常连在一起读，这是因为"心""肝"密不可分。心脏是血液的总泵，而肝脏负责储血，并将代谢加工后的营养物质经肝静脉输送到心脏，因此，肝好，血液就"干

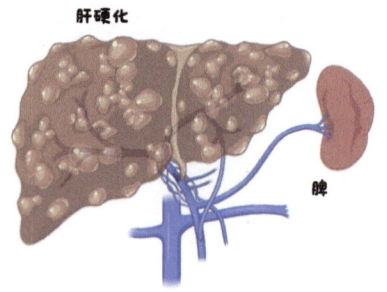

净",自然心脏就能处于一个良好的状态。当肝脏受损时,大量的毒物和代谢产物无法被加工解毒,回流到心脏的血液质量"差",便会引起心脑血管疾病。因此,我们只有保护好肝脏,才能保护好我们的"小心肝"!

◆ **脾** 肝脏和脾"交情匪浅",它们都储有丰富的血液,尤其是脾的血液还会经过门静脉回流到肝脏。倘若肝脏生病了,例如肝硬化引起了门静脉高压,那么脾的血液回流入肝的阻力便会增加,就好比下水道被堵住了,因此脾就会发生淤血、肿大,甚至形成血栓。

◆ **眼睛** 我们经常看到医院里有些患者眼睛发黄,第一反应就是他可能患有肝病,为什么肝病会引起眼睛发黄呢?因为肝脏受损会让胆红素代谢发生障碍,无法被代谢的胆红素便会沉积在眼睛的巩膜和皮肤黏膜,致使这些部位发黄,严重时患

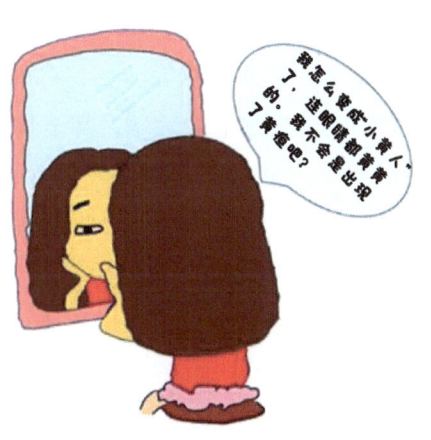

者会黄得如橘子一般——医学上叫作"黄疸"。由于眼睛的巩膜中蕴藏着较多对胆红素有巨大吸引力的弹性蛋白,所以眼睛发黄常常是我们最先察觉到的表现。

◆ **胆囊和胆管** 我们常说"肝胆相照",是因为"肝""胆"也是密不可分的,而且是一荣俱荣、一损俱损。它们不仅结构上紧密相连,而且功能上也互补互助,胆囊分担着肝脏浓缩胆汁的

工作，而胆管是排泄胆汁的通道。因此，当肝脏受损，肝细胞产生炎症，毗邻的胆囊和胆管也会受炎症波及而"发炎"，长期的胆管炎症会影响胆红素代谢，久而久之就形成了黄疸。

◆ **大脑** 肝脏和大脑通过血液和神经信号紧密相连：经过肝脏处理的血液会流经大脑，以供大脑正常运行；同时，大脑会通过神经信号调节肝脏的功能，影响其代谢活动。因此，当肝脏生病时，大脑也会受到影响，如肝硬化会并发肝性脑病，也就是肝脏无法代谢毒性物质（主要是氨），这些毒性物质便通过血－脑屏障进入大脑，引起肝性脑病、肝昏迷。患者可表现为反应迟钝、计算能力下降，严重者会胡言乱语，更有甚者会昏睡、昏迷。

因此，肝脏受伤时不仅仅会伤及自身，还会伤及心脏、脾、眼睛、胆囊和胆管、大脑，甚至殃及肺和肾等。所以，我们只有好好保护肝脏，才能保护整个机体！

肝脏的"再生能力"

肝脏之所以强大，是因为它除了能帮助"别人"（合成、代谢、解毒），还能帮助自己——再生！也就是说，即使肝脏部分组织受损，它也如同断尾后能重新长出尾巴的壁虎一般重新长回来，并且再生能力非常强大，例如我们经常会看到"父母切肝救小孩"的新闻，一点都不夸张。即使愈合得慢，已受损的肝脏在短时间内也能正常工作、维持功能。

正是因为肝脏这种强大的再生能力，当外界"小打小闹"般地攻击肝脏引起肝功能部分受损时，人们无法及时发现，直到出现明显的疲乏无力、黄疸等症状后才开始注意，等去医院检查时肝功能指标已然过高了,进而耽误了病情。所以,我们对待肝脏不能肆意妄为,应尽可能地远离它的"敌人",如病毒、药物、毒物、酒精等,同时还要定期检查肝功能以便及时发现异常,确保肝脏健康!

2. 肝脏的功能

通过前面的介绍,我们了解了肝脏的位置、解剖结构,以及和周边器官的毗邻关系,那么肝脏到底有哪些具体的功能呢?我们具体来看一看。

清除废弃物:代谢功能

肝脏是人体最大的消化腺,是不知疲倦的清洁工,日夜不停地转化和清除体内的代谢废物,如尿素和胆红素,以保持内部环境的整洁;是解毒高手,将有害物质转化为无害物质;是能量转换站,参与葡萄糖、脂肪和蛋白质的代谢,还会把所吃的食物转换成能量,调节能量供应,为身体提供动力;还是营养仓库,储存着维生素和矿物质,以备身体需要时使用。

消化食物:产生胆汁

胆汁是人体重要的消化液,负责脂质和脂溶性维生素的消化、吸收。从字面上理解,胆汁好像是由胆囊分泌的,其实不然。胆汁是由肝脏内的肝细胞分泌的,然后顺着肝内胆管和肝外胆管流入胆囊,由胆囊负责浓

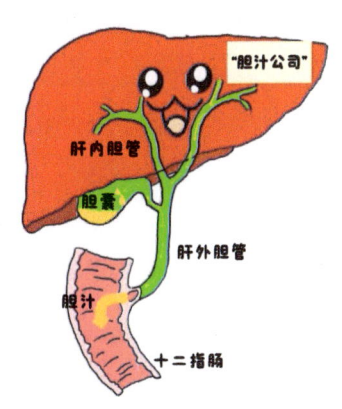

缩、储存。当需要消化食物时，胆囊就会把胆汁送到胆道从而进入十二指肠，最终排出体外。所以大家以后就不要认为胆汁是由胆囊分泌的了，要记住肝脏才是"源头加工厂"，负责胆汁的合成、分泌和输送！

治愈百毒：解毒功能

我们每天通过口、鼻、皮肤等途径摄入的物质有千百种，即便是食物也有很多带"毒"的。为何这么多"毒物"进入身体后，我们没有天天生病呢？答案是肝脏"承担"了所有！

肝脏是人体最重要、最主要的解毒器官，体内代谢产生的毒物、废物，甚至是吃进去的有毒食物，都要经过肝脏处理。肝脏将这些毒物进行分解代谢，输送到胆道，随着胆汁或尿液排出体外。那肝脏是怎么解毒的呢？

◆ **化学作用** 肝脏具有氧化、还原、分解及合成功能，其中合成功能是肝脏解毒最重要的方式——毒物与肝内物质结合变成无害物质后排出。例如，对于酒精，肝脏就会利用化学手段一步步把它转化为无毒的二氧化碳和水。

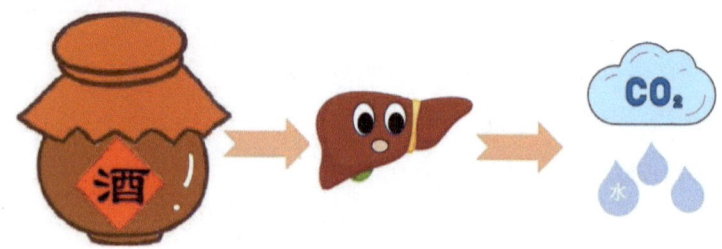

◆ **分泌作用** 一些重金属（如汞）及来自肠道的细菌，可经胆汁分泌排出，从这一角度来讲，胆汁可以看作是肝脏过滤血液后产生的废料。

◆ **蓄积作用** 某些生物碱毒物（如吗啡）可蓄积在肝脏里，然后逐渐小剂量地释放，以减轻中毒程度。

◆ **吞噬作用** 细菌、染料等毒物可以直接被"杀手"——巨噬细胞吞噬消化。

富饶的血库：储血功能

肝脏还是一个储血仓库——人体内的血液并不会全部进入循环系统，剩下的部分血液会分别储存到3个器官里（脾、肝脏和皮肤）。如果循环系统中的血液一时流失太多，储存在肝脏里的血液就会主动释放出来，从而保证送到心脏、大脑等重要器官的血液是足够的。此外肝脏还会合成多种凝血因子，以便及时阻止血液流出体外。

3. 肝病的种类

肝脏作为身体里的"解毒大师"，虽然其功能强大，还能再生，但也并非百毒不侵。由于肝脏每天接触的化学物质多、工作量大，因此比一般的器官更容易受到伤害，加之其"牺牲自我"的奉献精神，每天默默地自我修复一点点，所以缺乏预警性，导致生病很难被及时发现，久而久之，肝脏也就不堪重负，出现"肝炎""肝病"等问题。那么，日常生活中常见的肝病都有哪些种类呢？我们一起来认识一下。

嗜肝病毒感染

肝病家族中,最常见的一定是嗜肝病毒感染引起的肝炎了。嗜肝病毒,顾名思义,它只喜欢肝脏,常见的有甲、乙、丙、丁、戊型肝炎病毒,我们平常听到最多的乙型肝炎(简称"乙肝"),就是由乙型肝炎病毒感染引起的。

以上5种病毒分别来自不同的病毒小家庭,没有共同抗原性。患过甲型肝炎(简称"甲肝")的机体只能记住甲型肝炎病毒的模样,所以能再次防御甲肝,但是却防御不了其他病毒;而接种过乙肝

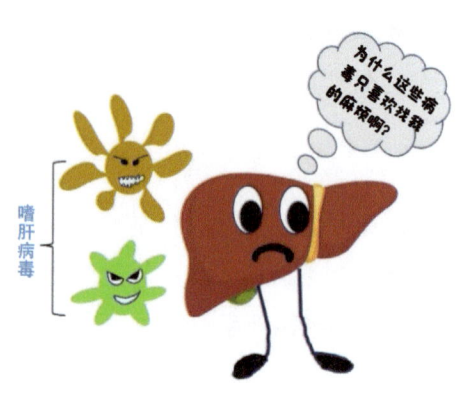

疫苗的机体就只能预防乙肝病毒感染,预防不了其他病种。此外,不同种类的嗜肝病毒,其感染途径也不一样,最常见的乙肝及丙型肝炎(简称"丙肝")是通过血液传播的;甲肝和戊型肝炎(简称"戊肝")则是通过粪-口途径传播的。第二章第一节详细揭露了这5种"不速之客"背后的秘密。

非嗜肝病毒感染

也许有人会好奇,难道引起肝病的病毒都如此专一吗?就没有"三心二意"的病毒吗?答案是有。非嗜肝病毒就是那些爱"拈花惹草"的病毒,它们会入侵多种器官或组织引起许多不适症状,并非专一地感染肝脏。常见的代表有 EB 病毒(一种疱疹病

毒)、巨细胞病毒、风疹病毒等,这类病毒好发于孕妇和小孩等免疫力低下的人群,因此以上几种病毒也是优生优育的必备检查项目。这些病毒侵袭者各有特点,详见第二章第二节。

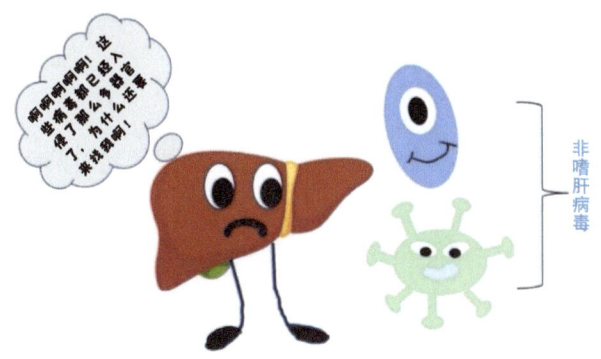

药物性肝损伤

除以上嗜肝病毒和非嗜肝病毒感染引起的肝炎外,自然界还有很多没有传染性的肝病,药物性肝损伤就是常见的一种。听到这个疾病,你可能会感到费解,药物不是专门治疗疾病的吗?甚至还能治肝病,怎么会损伤肝呢?难道肝损伤也是药物下的"毒手"吗?

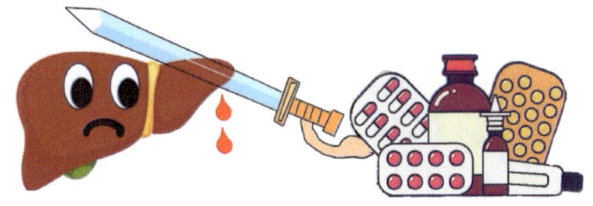

没错,药物常常既是良药也是毒药,当它进入肝脏参与代谢时,就要与肝脏来一场较量。当药物及其代谢产物超过了肝脏的负荷能力就会诱发肝损伤,甚至某些药物还能激发自身免疫伤害

肝脏。日常生活中滥用中草药、将保健品作为药物使用是肝损伤的原因之一；抗结核药物、抗肿瘤药物、非甾体抗炎药、代谢类药物、抗生素及心血管类药物等的使用也是肝损伤的原因之一，详见第二章第三节。

代谢性肝病

说起代谢性肝病，您可能很陌生，但如果提到酒精性脂肪肝，您一定很熟悉！没错，酒精性脂肪肝就是最常见的一种代谢性肝病，即由机体对酒精的代谢异常引起的脂肪性肝炎。医学上，代谢性肝病是指由各种代谢因素（如脂肪、糖类和酒精等代谢异常）引起的肝脏疾病，包括遗传代谢性肝病和获得性代谢性肝病两种，后者多为酒精性肝病、脂肪肝等。

◆ **遗传代谢性肝病** 顾名思义就是从出生就患有该疾病，这是由基因缺陷导致物质代谢障碍的一类肝病。通常是指对某些物质进行代谢的酶的基因发生了突变，导致肝脏无法对这些物质进行正常代谢，从而使它们沉积在肝脏、血液和人体其他器官。

由于肝脏是代谢的核心脏器，任何代谢酶的缺陷都可能导致肝功能受损，其症状最先在肝脏中显现出来，故而肝脏往往是这类疾病累及最早、损伤最重的器官。最常见的代表有铜代谢异常导致的肝豆状核变性、铁代谢异常导致的遗传性血色病等。这类疾病的症状差异非常大，主要表现为黄疸、肝大、肝细胞损伤和低血糖等。有关肝豆状核变性和遗传性血色病的详细内容见第二章第七节。

◆ **获得性代谢性肝病** 这类肝病通常是由后天环境、饮食、生活习惯等造成的，根据是否摄入酒精脂肪肝可分为酒精性脂肪肝和非酒精性脂肪性肝病。长期大量的酒精摄入会导致肝脏脂肪酸合成过多，使肝脏积累大量的脂肪出现脂肪肝；而非酒精性脂肪性肝病，则是在不饮酒的情况下却发生了脂肪肝，这类脂肪肝通常与高脂高热量饮食、不良生活习惯（如久坐、少动），以及合并高血压、冠心病、糖尿病、肥胖等有关。随着人们生活质量的日益提高，非酒精性脂肪性肝病成为生活中常见的肝病之一。

无论是酒精性脂肪肝还是非酒精性脂肪性肝病，最终都是"脂肪肝"，即肝脏被大量脂肪浸润，变得像肥肉一样"油腻腻"的，从而影响肝功能，久而久之逐步发展成肝炎、肝纤维化和肝硬化。肝炎、肝纤维化和肝硬化的肝脏表面均有结节和颗粒，尤其是肝硬化的肝脏，其表面长满了硬化的结节和颗粒，如同"鸡皮疙瘩"样，严重影响了肝功能。关于酒精性脂肪肝和非酒精性脂肪性肝病的具体内容可见第二章第四节、第五节。

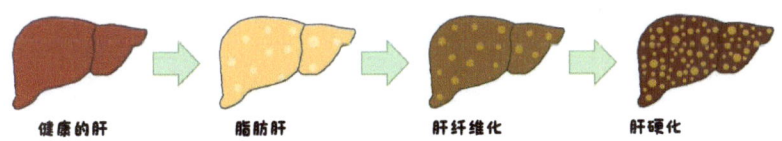

健康的肝　　脂肪肝　　肝纤维化　　肝硬化

自身免疫性肝病

我们都知道，人体的免疫系统会攻击外来"入侵物"，如病毒、细菌、毒素等，然而当免疫系统活动过于激烈时，也会攻击人体自身，这就是所谓的"自身免疫性疾病"。而自身免疫性肝病，就是一类因免疫系统"错误识别"而攻击自身肝脏的疾病，其症状主要为乏力、黄疸、皮肤瘙痒等。这类疾病包括自身免疫性肝炎、原发性胆汁性胆管炎、原发性硬化性胆管炎和 IgG4 相关性硬化性胆管炎。近年来我国自身免疫性肝病的病例报道越来越多，疾病负担日益加重。有关自身免疫性肝病的详细介绍可见第二章第六节。

第二节　各式检查齐上阵，侦查肝脏近况

1. 肝功能检查

如何看懂肝功能检验报告单？

当大家意识到肝脏出现问题而去医院时，最常见的便是医生让先做个肝功能检查，因为这项检查简便易操作，只需抽一管血。肝功能检查是通过对血液中的各项肝功能指标进行化验分析，从而发现问题所在。那它包括哪些内容呢？我们如何读懂它？

目前，临床上开展的肝功能检查主要包括四大家族，且绝大多数可以在表1所包含的检查项目中看到，具体如下。

表1　肝功能检查报告单示例

项目	结果	参考值	单位
丙氨酸氨基转移酶	108↑	0～40	U/L
天冬氨酸氨基转移酶	80↑	0～40	U/L
转氨酶比	0.74↓	0.8～1.5	
碱性磷酸酶	283↑	53～128	U/L
γ-谷氨酰转移酶	76↑	0～50	U/L
总蛋白	56.3↓	60～85	g/L
白蛋白	43.7	30～55	g/L

续表

项目	结果	参考值	单位
白球比	3.5↑	1.3～2.5	
球蛋白	12.6↓	20～38	g/L
总胆红素	95.8↑	3.4～20	μmol/L
直接胆红素	12.7↑	0～6.8	μmol/L
间接胆红素	83.1↑	1.7～10.2	μmol/L
总胆汁酸	3.5	0～10	μmol/L

酶家族

这个家族的主要成员有丙氨酸氨基转移酶（alanine aminotransferase，ALT）、天冬氨酸氨基转移酶（aspartate transferase，AST）、碱性磷酸酶（alkaline phosphatase，ALP）、γ-谷氨酰转移酶（gamma-glutamyl transferase，GGT）、乳酸脱氢酶（lactate dehydrogenase，LDH）等，它们在血液中的数量可以很好地反映肝损伤情况。

◆ALT 是一种在肝细胞中含量很高的酶，主要作用是帮助肝脏"家园"进行蛋白质的代谢，特别是参与氨基酸的转化过程。当肝细胞受到损伤时，ALT 会从细胞内释放到血液中，使血液中的 ALT 水平升高。

◆AST 存在于肝脏和身体其他部位（心脏和肌肉），在氨基酸代谢中扮演着重要角色。肝脏中的大部分 AST 位于细胞的线粒体内。当肝细胞损伤时，ALT 会首先进入血液；当肝细胞严重损伤、危及线粒体时，AST 才会进入血液。

◆ALP 存在于肝脏、骨骼、肠道和肾等多个部位，并发挥作用。ALP 不仅参与胆汁的分泌，还参与肝脏的代谢过程，可帮助肝脏处理和分解某些化学物质，确保它们可以安全地从体内排出。如果肝脏出现问题，如发生胆管阻塞或肝病，血液中 ALP 的水平就有可能升高。

◆GGT 一种在肝脏中具有较高活性的酶，主要作用是帮助肝脏处理一些蛋白质和毒素，尤其是那些通过胆汁排出的物质。当肝脏受损或胆汁流动受阻时，GGT 在血液中的水平就会升高。

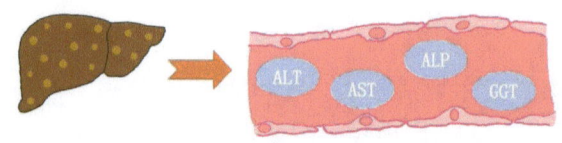

◆LDH 广泛存在于人体细胞内，主要负责催化乳酸转化为丙酮酸，这一过程甚至可帮助细胞在缺氧时产生能量。如果 LDH 水平升高，说明肝脏可能受到了损伤。

胆红素家族

胆红素家族的成员主要为直接胆红素、间接胆红素和总胆红素（直接胆红素和间接胆红素之和）。由于它们都在肝脏中参与合成和代谢，因此它们的检测值能很好地反映出肝功能状况。下面我们就来看看胆红素忙碌的"一生"吧！

首先，人体内的红细胞并不是"永生"的，它们一般在 100～120 天便会死亡。这些死亡的红细胞会变成间接胆红素，被白蛋白这辆"小汽车"运输到肝脏；在肝脏中，间接胆红素转化为直接胆红素，成为胆汁的一部分，进入胆道，最后经粪便排出。

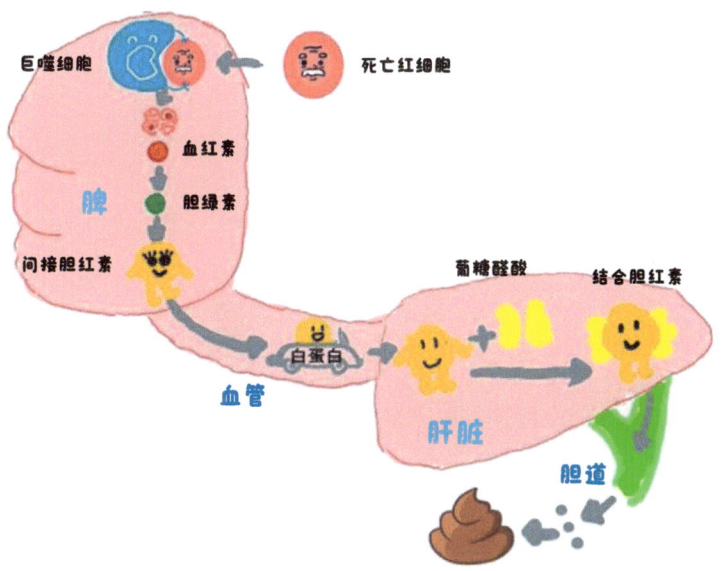

若肝功能受损，不能处理胆红素了，就会引起血清中胆红素含量升高，我们就会变成"小黄人"，尤其是我们的眼睛和皮肤会表现得特别黄，这种情况医学上称为"黄疸"。黄疸主要有以下3种类型。

◆ **溶血性黄疸** 这类黄疸从字面上理解就是血液被"溶解"了，大量的红细胞破碎"身亡"裂解为间接胆红素，肝脏一时间无法处理如此多的间接胆红素，导致它们堆积在肝脏内，甚至回到血液中，引起了黄疸——此乃胆红素的起始阶段出现了问题。

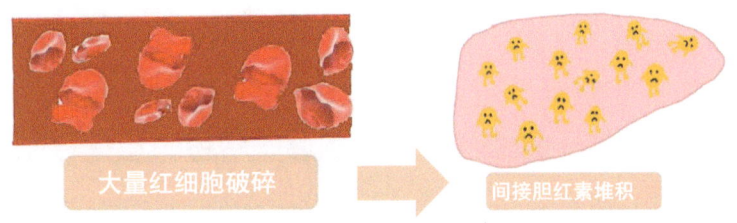

解密肝脏疾病

◆ **肝细胞黄疸** 这类黄疸是指肝细胞被破坏,丧失了处理胆红素的功能,既不能处理间接胆红素,又不能排泄直接胆红素,两种胆红素大量堆积在肝脏中,则形成了肝细胞性黄疸——此乃肝脏处理胆红素的中间阶段出现了问题。

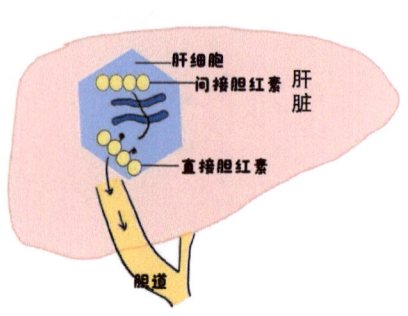

◆ **梗阻性黄疸** 顾名思义,就是胆红素被堵在了胆道排不出去。这一类黄疸发生的原因通常是胆道外面有梗阻,像我们熟知的胆总管结石、胆管癌、胰腺癌等疾病,一旦发生,就会压迫胆红素的输出通道,使过多的直接胆红素淤滞在肝脏内,出现梗阻性黄疸——此乃胆红素的终末排出阶段出现了问题。

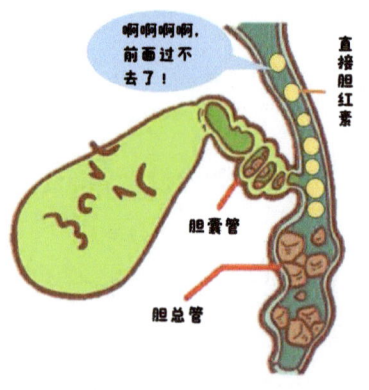

但无论是上述哪类黄疸,最终患者都会黄得像个橘子,尤其是眼睛和皮肤。

除以上胆红素外,肝功能检查中还有一类胆汁酸指标,胆汁酸是胆固醇在肝脏中分解代谢的产物,与胆固醇在人体内的吸收、代谢及调节关系密

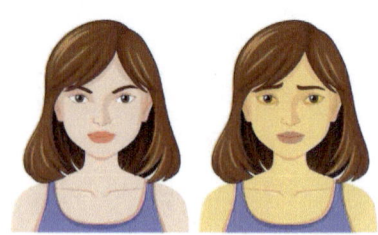

切。通常在胆道疾病（如胆管炎症、胆道阻塞、胆汁性肝硬化和新生儿胆汁淤积等）的检查中可以发现总胆汁酸水平的明显增高。

蛋白家族

蛋白家族主要反映肝脏的合成和贮存功能，主要有白蛋白和球蛋白两位成员。

◆ **白蛋白** 在蛋白家族中，白蛋白最为重要，因为它就像小汽车，可以载着机体中的各类物质通过血液，运输到身体各个部位，尤为关键的是，它还能与有毒物质结合，将后者运输至肝脏进行解毒。由于白蛋白主要在肝脏中合成，当肝脏"家园"遭到严重破坏时，白蛋白水平就会下降，从而引起患者出现水肿、腹水等症状。

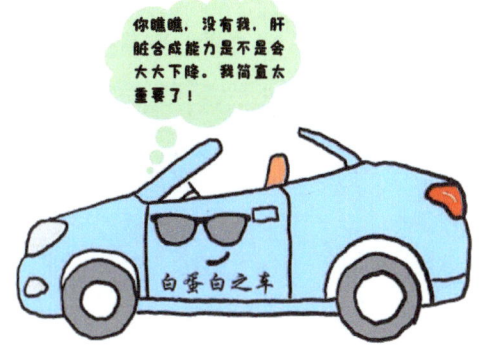

除此之外，白蛋白还是维修小能手，能够促进组织修复和再生，甚至对各种感染性疾病的治疗也能发挥积极作用。一旦白蛋白水平降低，就意味着失去了能够修缮受伤组织的"大帮手"。于是，患者病情可能会进一步加重。

◆ **球蛋白** 是免疫系统的重要组成部分，其在肝脏"家园"中生成，并参与到免疫反应中，帮助机体识别和清除外来的病原体。故而如果肝脏合成功能异常，球蛋白水平就会发生变化，其中球蛋白水平升高通常提示肝脏有炎症。

在肝衰竭或肝硬化时，白蛋白水平会下降，而球蛋白水平会升高，这会导致白球比下降。白球比是评估肝脏健康状态的一个重要指标，例如，当慢性乙肝患者长期呈现白球比倒置时就需要警惕肝硬化的发生。

表2列举了不同肝病状态下总蛋白、白蛋白和球蛋白的变化情况，可以方便我们对照。

表2　3种血浆蛋白在不同肝病中的变化

血浆蛋白	正常参考值	坏死性肝硬化	慢性肝炎	急性肝炎	梗阻性肝硬化
总蛋白	55～80 g/L	降低	正常或降低	正常	正常
白蛋白	35～55 g/L	明显降低	降低	正常或降低	正常或降低
球蛋白	1.5～2.5 g/L	明显倒置	轻度倒置	后期可倒置	正常

凝血指标

除以上转氨酶、总胆红素、白蛋白外，血小板和凝血时间也是反映肝功能情况的重要指标，即便它们不在肝功能化验单里。尤其是肝硬化引发脾功能亢进时，会导致血小板水平重度下降、凝血时间明显延长，此时机体会发生出血，表现为牙龈出血、皮肤淤点淤斑，严重的话还会出现呕血和拉血便的情况。

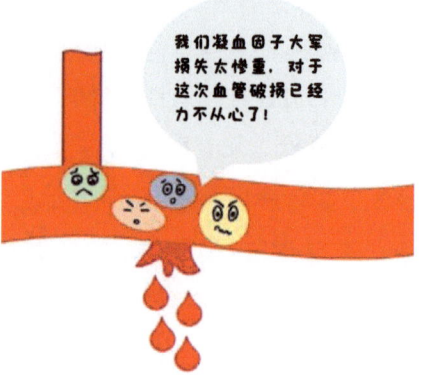

各式各样的"套餐包"

肝功能检查包括转氨酶、胆红素、白蛋白等多个指标,但是去医院体检才知道存在各式各样的"套餐包",如何选择适合自己的呢?

◆ **肝功能四项** 是最简单的一种检查项目,包含天冬氨酸氨基转移酶、丙氨酸氨基转移酶、γ-谷氨酰转移酶和总胆红素,基本涵盖了转氨酶和胆红素系列。需要注意的是,其仅仅用于正常健康人群体检,对于肝病患者而言,该检查项目还是有所欠缺的。

◆ **肝功能五项** 是目前健康人群体检最常用到的,包含丙氨酸氨基转移酶、天冬氨酸氨基转移酶、总胆红素、直接胆红素、间接胆红素5项检测指标。对于肝病患者而言,通过该检查项目可以了解到肝细胞被破坏程度及黄疸情况,但是由于没有检测碱性磷酸酶和白蛋白,对发现一些胆管疾病还是有所欠缺。

◆ **肝功能九项** 比肝功能五项要更加全面,检测指标包含丙氨酸氨基转移酶、天冬氨酸氨基转移酶、碱性磷酸酶、γ-谷氨酰转移酶、总胆红素、直接胆红素、总蛋白、白蛋白、球蛋白。除可以了解肝细胞被破坏程度、黄疸情况外,还可以得到碱性磷酸酶和白蛋白的信息,从而有助于诊断肝硬化和胆管疾病。

◆ **肝功能十项** 检测指标包含丙氨酸氨基转移酶、天冬氨酸氨基转移酶、碱性磷酸酶、γ-谷氨酰转移酶、乳酸脱氢酶、总胆红素、直接胆红素、总蛋白、白蛋白、球蛋白。此项检查比肝功能九项多了乳酸脱氢酶,可以帮助我们进一步了解肝脏受损情况。

◆ **肝功能十三项** 是所有肝功能检查中较为全面的,包含丙氨酸氨基转移酶、天冬氨酸氨基转移酶、碱性磷酸酶、γ-谷氨酰转移酶、乳酸脱氢酶、总胆红素、直接胆红素、总蛋白、白蛋白、球蛋白、白球比、前白蛋白、胆碱酯酶。此项检查比肝功能十项多了白球比、前白蛋白、胆碱酯酶,可以更细致地了解肝脏情况。

肝功能"套餐"这么多种,患者自己固然是无法选择的,所以要充分听取肝病专科医生的建议,医生会根据患者的病情、具体情况及需求筛选出最为适合的检查项目,患者只需遵医嘱进行检查,然后静待检查结果便好。

检查小误区

"肝功能五项""乙肝五项"的区分

许多人会以为"肝功能五项"就是"乙肝五项",其实不然!肝功能检查是检查肝脏整体功能的,并不能判断是否患有乙肝;而乙肝五项是检查肝脏"家园"是否被乙肝病毒入侵了,故两者截然不同!

乙肝五项是诊断乙肝病毒感染的常用检查。当我们体检发现肝功能不正常前往医院就诊时,医生通常会建议查乙肝五项以排除乙肝病毒感染,该检查包括乙肝表面抗原、乙肝表面抗体、乙肝e抗原、乙肝e抗体及乙肝核心抗体,当检测结果显示乙肝表面抗原阳性时,则提示乙肝病毒感染。

何时是最佳抽血时间？

进行肝功能检查时，我们只需在手臂血管处抽取约 2 mL 的血液，这是一种非常安全的检查方式。为了保证结果的精确性，抽血前医生和护士通常会叮嘱患者，早上务必空腹、不要剧烈活动，这是因为肝脏在进食和剧烈活动后会进行新陈代谢，导致肝功能指标发生变化，检查结果就会不准确。那么抽血前我们要注意什么呢？以下是几条重要的小贴士！

◆ **禁食至少 8 个小时** 吃东西和喝水都会对血液中的物质有一定影响，例如，可导致血液中的蛋白质、脂类水平上升，从而影响检查结果的准确性，故而在检查前需要禁食一段时间。假设我们预计在早上 8：00 进行检查，前一天 22：00 以后就要禁食了，早上起床后也不能吃早饭或喝水，如果实在怕饿可以先随身携带一些食物，做完检测后再吃。

◆ **遵医嘱停药** 一些药物成分可能会影响肝功能检查结果，所以，如果正在口服或静脉注射药物，至少应提前 3 天停药。但具体是否有停药的必要和需要停药几天都要听从医生建议。

◆ **注意饮食** 大量的油腻食物可能会让血液中酶家族、胆红素家族等的指标水平升高；短时间内大量摄入富含叶黄素、胡萝卜素的食物也可能会导致胆红素升高，甚至引起黄疸。故而在检查前，我们应注意饮食，同样这一注意事项其实也适用于日常生活中。

◆ **睡眠充足、不饮酒、不做剧烈运动** 熬夜和剧烈运动可能会使转氨酶指标升高；而饮酒也会增加肝脏的代谢负担，可能引起假性肝功能异常。因此，在进行肝功能检查前最好保持一段时间的规律作息，做到睡眠充足、不饮酒、不做剧烈运动。

解密肝脏疾病

2. 影像学检查

（1）B超检查：回声定形的"蝙蝠"

自然界中有一种靠超声波进行导航和捕食的动物——蝙蝠！B超检查就像蝙蝠一样，利用超声波穿透人体，当超声波遇到人体组织时可产生反射波，通过反射波成像进行图像的观察和分析。肝脏B超便是基于此原理，主要负责检查肝脏的大小、形态、质地及有无肿块、肝内血管的走行、管径情况等，是迄今为止检查肝脏最方便、价格最低廉的一种影像学检查方式，且无辐射。

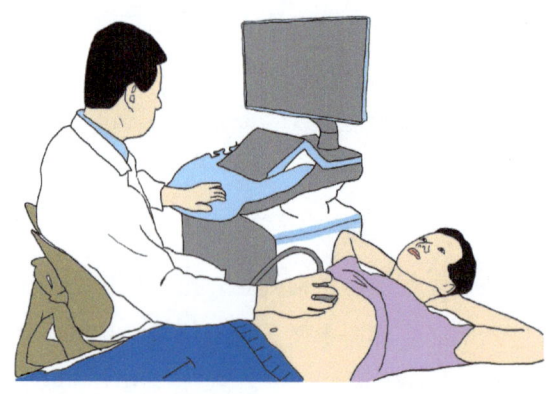

B超的"过人之处"

◆ **获得多种信息** B超检查除了能得到肝脏的形态图像外，根据检查结果还能得到肝脏不同部位的测量数值，如肝右叶的最大斜径和前后径、左半肝厚度和长度及尾叶长度和厚度，以便看出肝脏有没有变大或变厚，从而诊断肝大、肝硬化、脂肪肝等肝病。

◆ **操作简单** 因肝脏是人体最大的实质性器官，位置明确，故而操作医生能"轻而易举"地将探头定位在肝脏相应的皮肤位置,然后慢慢控制探头方向和位置来获得肝脏各个部位的图像,患者只需静静地平躺在床上等待即可。

◆ **安全指数高** 这项检查无创、无辐射,安全指数高,即使是孕妇、儿童也能安心地做。

B超的"美中不足"

◆ **分辨率相对较低** 对于＜1 cm的肝脏肿瘤或病变可能难以发现。

◆ **难以区分病变性质** 尤其是难以区分肝脏肿瘤的良恶性,有时需要增加计算机体层扫描(computed tomography,CT)或磁共振成像(magnetic resonance imaging,MRI)检查来确定。

◆ **结果可能存在误差** 超声波成功穿透皮肤后,会在组织边界因声阻抗不同而发生反射,用于成像;同时,组织也会吸收超声波能量并发生散射,导致信号衰减,所以返回到探头的信号会减弱、减少。再加上每次B超的定位不可能完全相同,所以超声波接触的肝脏位置也会有所不同,这些都会导致超声波测量出现一定的误差。此外,不同的检查仪器、不同的检查医生也会对检查结果有一定的影响。

总之,B超仅是一种辅助性检查方式,虽然它能够获取部分肝脏的实时信息,但是对于疾病的诊断和评估不具有完全、直接的肯定意义。结论需由经验丰富的专科医生结合患者的症状和各项检查结果综合考虑才能得出,而我们不应仅凭B超检查报告就过度忧虑或恐惧,应听从医生的专业建议并正确看待检查结果。

（2）CT检查："面包"切片机

相比于B超检查，还有一种更准确的影像学检查方式——CT！CT检查同样能轻松穿过皮肤，还有着更广泛的检查范围，并能更清晰、更细致地显示出脏器的影像画面。其原理是利用X线束进行扫描，而X线束就像面包切片机一样，把人体"切"成一片一片的，需要检查哪一片区域，就重点"切片""扫描"哪一片。要想观察肝脏，就可以扫描上腹部，从而清楚获得肝脏的轮廓、大小、密度，以及毗邻的组织和结构等信息，以全面了解肝脏受损情况。

对于肝脏检查，CT检查到底有几种？

我们到医院做CT检查时，经常会心生疑惑：医生为何会提到那么多种CT检查呢？CT平扫、增强CT、低剂量CT、高分辨率CT……傻傻分不清楚！而对于肝脏检查，我们采用最多的就是CT平扫和增强CT。

◆**CT平扫** 是最常用到的CT检查，其检查方式很简单，患者不用注射造影剂，直接平躺在CT扫描床上，待个两三分钟就可以了。最后得到的结果就是大家印象中黑白相间的那一排排图，就像20世纪80年代的黑白电视画面。

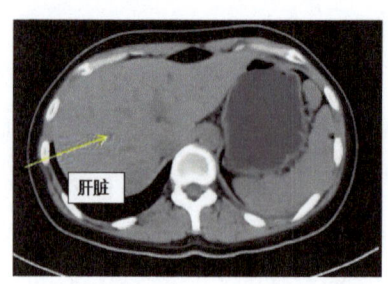

◆ **增强 CT** 当 CT 平扫发现肝脏中存在异常影像,却不能够判断究竟是什么样的病变时,就可以借助增强 CT 进一步判断。增强 CT 是在平扫的基础上,往人体的静脉血管注射造影剂,造影剂会随血液循环到全身各处组织器官中,使得病变部分和周围的血管、组织差异格外明显,从而帮助医生"看"清楚病变性质。

由于 CT 检查要利用 X 线,因此会给人体带来一定辐射,但单次检查的辐射剂量是被控制在合理范围内的,不需要过多担心。当然,也不建议反复地进行 CT 检查,尤其是孕妇和儿童,需要医生斟酌是否适用。

CT检查小贴士

首先,我们需要去除身上可能影响 X 线穿透力的物品,如金属饰品、眼镜、假牙等。

其次,在检查前我们需要进行屏气训练,并保持固定体位以保证扫描时腹部处于静止状态,这样拍出来的片子才更加清楚。

最后,做增强 CT 后一定要多喝水以促进造影剂尽快排泄;另外造影剂有过敏的风险,做之前一定要告诉医生自身情况,以便医生综合评估是否适合进行检查;肾脏严重损伤的患者因无法排出造影剂,不适合进行增强 CT 检查。

(3) MRI 检查:无辐射的精密信号分析仪

既然 CT 检查对孕妇和儿童有辐射,那当他们需要做更精细的影像学检查怎么办呢?——MRI!它是利用电磁场和射频电磁波,采集人体内氢质子共振产生的信号,经计算机处理转换成影像,不但能显示肝脏细节,还没有 X 线辐射,因此适用于儿童和怀孕 3 个月以上的孕妇。

MRI *vs.* CT:为何 MRI 更胜一筹

也许你会好奇,既然已经有了 CT 检查,为什么还要使用价格更高、检查时间更长的 MRI 检查呢?这当然是因为 MRI 有着 CT 不可替代的强大优势。

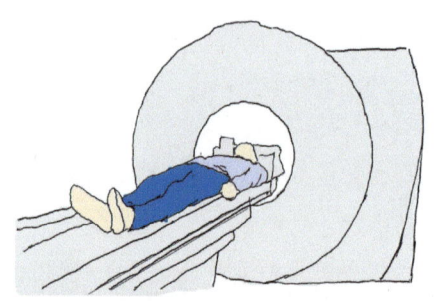

• MRI 本身就能够清晰地显示血管等软组织,而 CT 检查想达到这种效果还需要额外注射造影剂。当然,MRI 也有增强扫描,需要根据具体情况决定。

• MRI 被认为是诊断脂肪肝最敏感、最准确的方法之一,它不仅可以判断有无脂肪肝,还可以显示脂肪肝弥漫范围,评价其严重程度,特别是肝中脂肪沉积不均匀的时候,MRI 能得到比其他影像学检查更准确的结果。

• MRI 对肝癌极其敏感,哪怕是极其"迷你"的癌变也逃不过它的探查,大大降低了肝癌的漏诊率和误诊率。

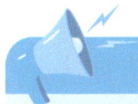

MRI检查小贴士

尽管MRI有很多优点,但磁场的利用使得该项检查有许多限制条件,具体如下。

检查前我们必须取下一切含金属的物品,若人体内有金属节育环,也要取出来。同时我们还要更衣,以确保没有铁磁性金属物品被带入扫描室。在检查前24小时内还要避免使用含铁的化妆品,因为它们也会影响MRI的图像质量。

检查时我们要配合呼吸,并且保持身体静止,这样拍出来的片子才更加清楚。

需要注意的是,装有心脏起搏器的患者万万不能做这项检查。

(4) PET/CT检查:PET和CT的完美拍档

正电子发射计算机体层显像仪(positron emission tomography and computed tomography,PET/CT)检查,看到这一检查的名字,我们就能猜到这是融合了正电子发射体层摄影(PET)的代谢成像和计算机体层扫描(CT)的解剖成像技术而成的多模式成像系统,可以清晰地显示组织和器官的代谢或生化功能,这样的强强合作实现了在各自原有基础上的再增强,完美体现了"1+1>2"的效应,是迄今为止最先进的医学影像学检查,临床上多应用于癌症的筛查!

解密肝脏疾病

PET/CT 在肝癌中的优势

◆ **早期诊断和定位** 肝癌通常会在早期阶段出现代谢活动的变化,肿瘤细胞会大量消耗葡萄糖。PET/CT 利用这一点,通过标记葡萄糖(如 ^{18}F-FDG)来追踪肿瘤,从而帮助发现病灶,亦能灵敏地发现那些传统检查难以察觉的小肝癌。

◆ **分期评估** PET/CT 不仅能够帮助评估肝癌的分期,还能更加灵敏地帮助医生判断肝癌是否扩散到肝脏或身体的其他部位。

◆ **疗效评估** 对于正在接受治疗(如手术、放疗、化疗或靶向治疗等)的肝癌患者,PET/CT 是检测治疗效果的好帮手。这是因为它能评估肿瘤代谢活动的变化,较早地发现治疗效果。

◆ **复发监测** 肝癌的复发率较高,尤其是在治疗后的早期阶段。PET/CT 能够检测是否有潜在的肝癌复发或病灶转移情况,从而为及时干预提供依据。

◆ **预后评估** PET/CT 可以通过评估肿瘤的代谢水平、转移情况等信息,帮助判断肝癌的预后情况。代谢活动较活跃可能提示该肿瘤倾向为恶性、预后效果较差,因此 PET/CT 可以作为评估患者预后的一个有力工具。

这项检查费用十分昂贵,因此并没有得到大范围普及。但是在真正的危害面前,进行一次 PET/CT 检查的性价比是非常高的。因为它可以早期发现并确定肿瘤的性质,大大降低后续的治疗费用,还能避免进行不必要的手术、放疗、化疗,进而延长生存时间。

(5)胃镜检查:辅助肝病诊断的"眼睛"

看到"胃镜"两个字,你肯定会疑惑:明明是肝脏出了问题,为什么要做胃镜检查呢?难道肝病会影响到胃吗?做胃镜是出于什么目的呢？别着急，接下来就让我们了解一下胃镜检查对于肝病诊断的重要性吧！

为什么要做胃镜检查？

◆ **分辨病变部位** 因为肝脏的功能也包括消化，所以肝脏受损大多会有恶心、呕吐等症状，这和胃肠道损伤症状相似。故而，为了分辨到底是哪个部位发生了病变，我们就可以进行胃镜检查，同时此检查也可明确除肝病外是否还有胃肠道的损伤。

◆ **及时发现肝病引发的其他病变** 有时候，肝脏还会拉"别人"一起下水。食管胃底静脉就是个"大冤种"，这是因为有些肝病会使门静脉受损，而门静脉连接着食管胃底静脉，于是，肝病就会引发食管胃底静脉曲张。随着病情进展，这种疾病会越来越严重，到后期血管可能还会破裂，导致消化道出血。这无疑会加重病情，甚至还会增加肝病死亡率。胃镜检查能及时发现这些病情变化，从而预防疾病的加重和恶化。

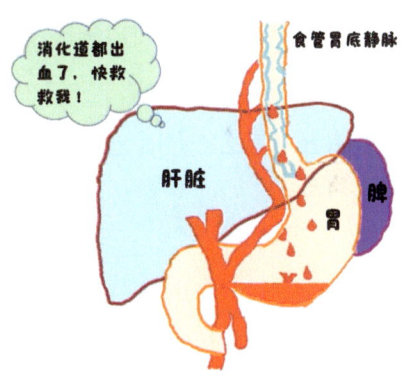

检查时，我们需要做什么？

由于我们要在空腹状态下进行检查，所以当天至少需要禁食5小时。检查时，我们应侧躺并弯曲双腿，含上口垫以保持嘴巴张开。医生会把带有摄像头的软管顺着口垫塞进去，软管顺次缓慢通过咽部、食管、胃和十二指肠。在这个过程中，医生通过摄像头可以清楚地看到上消化道每个部位的健康情况。

检查时，我们可能会出现恶心感和轻微不适，需要稍微忍耐一下。万幸的是，这个过程并不会持续很久，更不会对我们的身体造成较大影响。现如今，在麻醉状态下进行的无痛胃镜已十分常见，只需要睡一觉，醒来后整个检查便已完成。希望大家不要过于畏惧胃镜检查，放松心态，让自己以良好的精神状态等待检查就好。

3. 解密肝脏"真相"的利器：肝脏穿刺活检术

有时候，在做了肝功能、B超、CT、胃镜检查，甚至是一整套抽血检查后，肝炎发病原因依然不能明确。这时，医生会告诉你还有一种终极的检查方法——肝脏穿刺活检术（简称"肝穿"）！也就是取出一点点肝组织进行"化验"，从而明确肝炎的真正病因。那么，什么是肝穿呢？又是如何操作的呢？是否有风险呢？下面我们就为大家一一解答。

别怕，肝穿不是怪兽！

很多人听到肝穿，觉得要"穿"肝脏，心里便会感到害怕，同时涌出各种疑问：肝穿会不会伤害到肝脏？是不是要开刀做手术？会不会对身体造成其他不良影响？万一有后遗症怎么办？许多患者会因为对肝穿缺乏了解而感到抗拒。但是别怕，肝穿不是怪兽！

肝穿是利用一根细针穿过皮肤插至肝脏，获取肝组织后在显微镜下检查病变的方法。这一过程其实并不像听起来那么可怕，因为取出来的仅仅是一块非常微小的肝组织，其直径约 1.0 mm，仅相当于几根头发丝拧在一起的厚度；而长度也仅仅是 1.0～1.5 cm。操作是在超声设备的引导下，由 B 超医生进行定位、实时监控，再由手术医生完成穿刺，整个过程相对安全、创伤性小。并且由于肝脏自身具备强大的修复力，在细小肝组织被穿刺后肝细胞能快速再生并修复伤口，因此并不会对患者的整体生理功能造成显著的负面影响。

肝穿有什么作用呢？

正如前面叙述的，肝脏疾病有很多种，如乙肝、丙肝、EB 病毒感染、药物性肝损伤、酒精性肝病、自身免疫性肝病等，但并不是每种肝病都能找到病因。很多患者出现肝功能损伤后，去医院接受了多项检查，却始终无法明确肝病原因。随着医疗技术的进步、医疗工作者对肝病的深入研究，肝穿此刻就派上用场了！

肝穿的主要目的是诊断不明原因的转氨酶升高、黄疸、肝硬化及肝大，评估慢性乙肝的肝纤维化和炎症程度，从而进行抗病毒的时机选择，并对肝病治疗的预后情况做出判断。可见肝穿就像一位"侦探"，努力寻找肝炎的蛛丝马迹，最后给患者一个交代。因此，目前肝穿病理检查被认为是肝脏疾病诊断的"金标准"，肝穿的检查结果对病情评估起着决定性作用，当它和影像学检查、基因检测合作时，更是相得益彰！

如何进行肝穿？

肝穿的方法有超声引导下经皮肝穿、经颈静脉肝穿和腹腔镜下肝穿等。目前，临床中最为常用的为超声引导下经皮肝穿。具体操作如下。

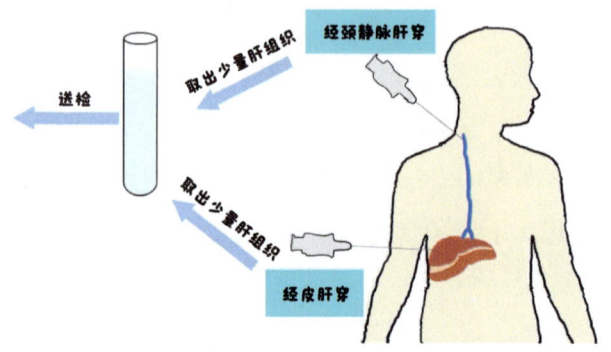

◆ **肝穿前准备** 肝穿前，医生会结合病史、实验室检查（血常规、肝肾功能、电解质、凝血功能、血型、输血前四项等）和影像学检查（B 超、CT、MRI 等）结果，来判断患者是否适合接受肝穿。在确保血小板、凝血时间等凝血功能指标正常的情况下行肝穿最适宜，同时需由患者或代理人签署有创知情同意书。

◆ **体位和穿刺点** 患者通常需要采取仰卧位，使身体右侧靠近床沿，右手放在枕头后面。在超声引导下，通常以右侧腋中线与第 9 肋间交界处为穿刺点，然后消毒穿刺点及其附近，并在消毒区域铺上一条清洁无菌的洞巾，用于将穿刺点暴露出来并进行无菌操作。

肝穿体位

◆ **穿刺过程** 操作医生首先将麻药注射在皮下进行局部麻醉，随后在超声引导下对肝包膜进行逐层浸润麻醉，目的就是避免穿刺时出现疼痛。为了尽量避开血管、减少出血的发生，穿刺针固定在一把半自动穿刺枪中，全程均在超声引导下完成，从而保证操作过程中的安全性。整个穿刺过程时间不长，为 5～10 分钟，需听从医生指挥，屏住呼吸，听到"啪嗒"一声（这是穿刺针被穿刺枪释放的声音），则代表肝组织"抓取"成功。穿刺伤口与抽血的针眼大小相近，所以不需要担心愈合和瘢痕问题。

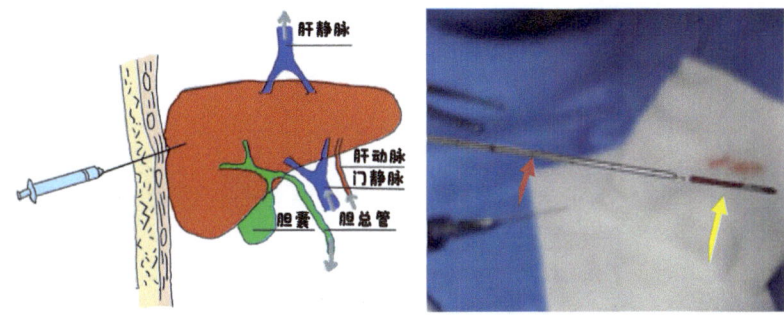

肝穿针（红色箭头）与肝组织（黄色箭头）

◆ **包扎** 穿刺结束后对穿刺点进行消毒、覆盖无菌敷料，再用腹带施以压力，以适宜的松紧度把穿刺处包起来，能够缓解穿刺后的肝脏随呼吸上下移动产生的疼痛。待生命体征平稳后，将患者送回病房。整个操作过程患者都是清醒的，若有特殊不适，可随时和医生进行沟通。

◆ **术后护理** 肝穿后应遵医嘱，术后平卧 4～6 小时后方可下床正常活动，但仍应注意休息、避免剧烈运动，保持穿刺伤口干燥。

静待病理检查结果

新鲜肝组织需要立刻储存至甲醛水溶液中进行固定，然后送至病理科。病理科医生在获得肝组织后，会先对肝组织进行脱水并经一系列的程序制作成石蜡块，石蜡块在常温下可以永久保存。

当要在显微镜下进行观察时,则需要切成薄片,进行一系列的染色、制成玻片、观察处理。

切片具体要怎样染色还得根据不同成分和实际需求来决定,常见的染色方法有苏木精–伊红染色(hematoxylin and eosin staining,HE 染色)、Masson 染色、免疫组化染色、酶组织化学染色等。切片染色后可以利用显微镜放大技术细致观察组织和细胞形态。

肝穿快问快答

问:肝穿相较于其他检查有什么优势吗?

答:现在的 CT 等无创检查是通过肝脏的影像学特点来推测肝脏情况,而肝穿是直接对肝脏进行观察,得出的结果更直观。

问:肝穿检查要做大手术吗?

答:不用切开并缝合皮肤,只需将一根细针送入肝脏取出微小的组织。

问:经皮肝穿是不是要把针穿得很深啊?

答:穿刺针穿入的深度一般只有几厘米,达不到"很深"的程度。

问:经皮肝穿是随意取肝脏的一个部分来检查的吗?

答:这是一种精准的医学操作,医生会根据超声的引导,选择肝脏中看起来有异常或需要进一步检查的区域进行穿刺。

问:为什么检查的时候要屏住呼吸?

答:因为呼吸时,肺会盖住部分肝脏,屏气这个动作可防止穿刺针误穿到肺。

问:穿刺的时候会很痛吗?

答：除了会感到肝脏有些胀痛外，其他没有什么异样。

问：所有的人都可以进行经皮肝穿吗？

答：对于部分存在严重凝血功能障碍、血小板减少或大量腹水患者，经皮穿刺后十分容易造成大量出血，故而并不适用经皮肝穿。

问：对于这些无法进行经皮肝穿的患者，该怎么办？

答：行经颈静脉肝穿或腹腔镜下肝穿。

问：肝穿会带来严重的并发症吗？

答：肝穿常见的并发症有局部疼痛、穿刺点感染、腹腔出血等，但由于肝穿全程均在 B 超监测下进行，医生会尽量避开血管，所以并发症的发生率一般都很低。并且穿刺伤口只比平日里打针的针眼稍微大一点点，患者休息个两三天就没事了。

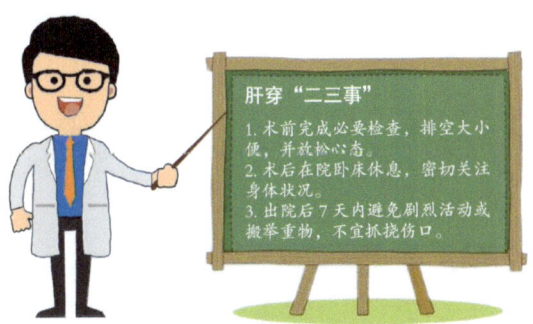

4. 基因检测：揭开肝病"起源"

针对肝病，除上述肝功能、影像学、胃镜及肝穿检查外，还有一项特殊的检查，可在医生束手无策的时候"雪中送炭"，那就是肝病基因检测！

什么是基因检测？

作为一种较先进的实验室检查技术，基因检测具有重要的指导作用。其可通过分析 DNA 序列来识别遗传信息，并专门检测出错和突变的基因，从"根源"上发现肝病的异常，从而为肝病 [尤其是遗传代谢性肝病，如铜代谢障碍的肝豆状核变性、铁代谢异常的血色病及先天性胆红素代谢异常的疾病（如吉尔伯特综合征）等] 的诊断提供依据。

基因检测被誉为遗传代谢性肝病的"金标准"，因其能早期、直接、准确地得到最根本的病因信息，为患者提供精准的治疗方案，还可以帮助识别家族中其他可能携带相同变异基因的成员以进行预防和干预。通过基因检测能够发现突变的基因，再由突变基因推断出相应疾病，例如，肝豆状核变性是编码铜转运 ATP 酶的基因（*ATP7B* 基因）突变导致的铜代谢障碍，使得铜在体内沉积而引发了一系列症状；吉尔伯特综合征是由 *UGT1A1* 基因突变引起的；遗传性血色病最常见突变涉及的是 *HFE* 基因。

基因检测的方法

根据基因覆盖范围不同可将基因检测分为靶向测序、全基因组测序和全外显子测序。

◆ **靶向测序** 靶向测序像是一名量身定制的专业裁缝，它名字中"靶向"的意思就是针对症状预先设计或选择一组合适的基因。这种测序方法灵敏度很高，但是如果覆盖的基因不全或者更新不及时，可能会因为那些没有被纳入的新致病基因而导致漏诊。

◆ **全基因组测序** 这种测序方法可同时捕获编码区和非编码区的基因信息。尽管检测范围非常广，但这也意味着这种方法费用高、报告周期长、结果解读困难，并不适合在临床中广泛应用。

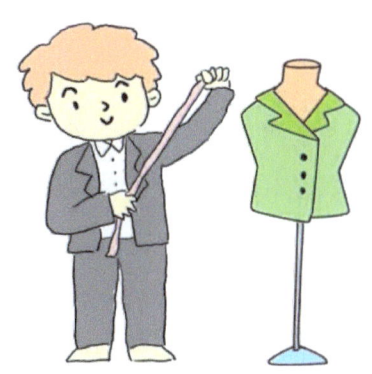

◆ **全外显子测序** 和前两种测序技术相比，全外显子测序既不是最准确的，也不是最灵敏的，但它却是性价比最高的——相对准确又划算，故而全外显子测序已然成为基因检测的一线方法。具体地说，它能够低成本地捕获外显子区域，有时甚至还能测量到非翻译区和内含子-外显子交界区域。虽然它不能检测到所有类型的变异，但能较全面地覆盖蛋白质编码区。

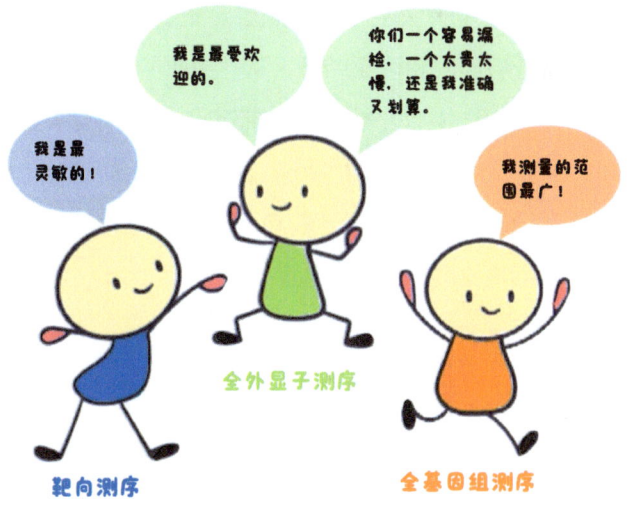

如何进行基因检测？

当医生根据患者的病史、检查结果，以及肝脏病理特点，综合考虑可能是遗传代谢性肝病时，就需要借助基因检测来诊断，尤其是对于有家族遗传病病史的患者。那具体要什么时候进行基因检测呢？

一种情况是对于常规检查无法明确诊断的肝病患者，基因检测可以帮助诊断遗传代谢性肝病。还有一种情况是对于同时存在肝外多器官系统受累的遗传代谢性肝病患者，这项检测有助于识别基因大片段插入/缺失及染色体拷贝数异常。随着技术的进步，基因检测也开始应用于多基因遗传代谢性肝病的诊断，如胆石症、肝纤维化、非酒精性脂肪性肝病等。

进行基因检测时只需采集 1 管 2～3 mL 血液，送至遗传医学中心实验室，交给专业的技术人员和遗传分析人员，最后检查结果会提交给临床医生，医生将依据患者病史、检查报告及临床经验等综合判断肝病病因和诊断结果，从"源头"上进行对症治疗。

总之，基因检测不仅不会对人体带来创伤，还有着多方面作用：既可以减少大量遗传代谢性肝病因无法诊断而难以治疗的情况，还可用于遗传咨询、产前诊断和新生儿筛查，从而降低遗传代谢性肝病乃至其他遗传病的发生率。

5. 定期复查、守护"肝脏王国"

当你出现全身疲乏无力、恶心、呕吐，尤其是讨厌油腻食物，且尿色变黄时，就需要高度重视了——这是肝炎的症状！我们应当及时前往医院就诊,遵循医嘱、积极配合治疗,因为这些不适很有可能是肝脏向我们发出的"求救"信号。对于一些慢性肝病,如乙肝、自身免疫性肝病、肝豆状核变性,在服药过程中需要对这些肝病进行定期监测,如检测肝功能、免疫抗体、血清铜等指标。

虽然长时间的定期复查会让人感到疲倦,甚至会觉得肝病都治愈了就没必要复查了,但这只是一种错觉!因为肝脏是个"勤劳"的器官,它一边接受治疗,一边还要进行合成、代谢、解毒等工作,所以只是看似痊愈了,实际在"带病工作"。庆幸的是,随着医疗技术的进步,人类对肝病的认识,不论是检查手段还是治疗方法都愈加先进——丙肝已经可以治愈了,乙肝也在治愈的路上,对自身免疫性肝病、遗传代谢性肝病的医学认识也越来越深入,治疗方法也越来越先进。相信定期复查会很好地守护住我们的"肝脏王国",让肝病好转甚至痊愈,让更高质量的生活轻快地向我们走来!

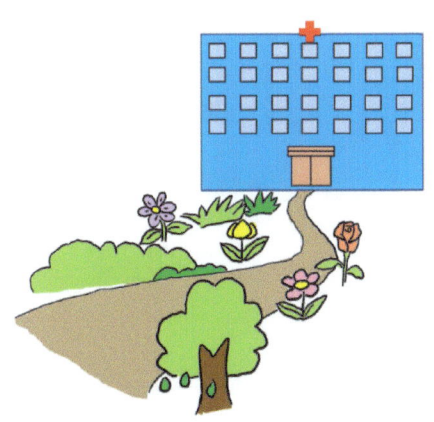

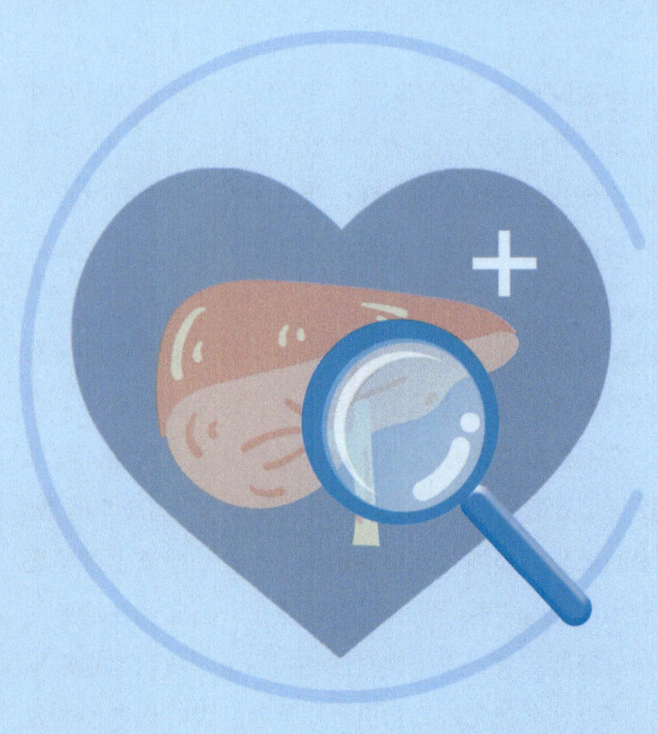

第二章

肝病家族成员大揭秘

第一节 嗜肝病毒性肝炎的秘密

1. 甲型肝炎：温柔与致命共存的"杀手"

甲型肝炎（甲肝）是由一种名为甲型肝炎病毒（hepatitis A virus，HAV）引起的急性肝炎，是全球最常见的肝炎类型之一。由于各种病毒性肝炎都可以造成疲乏、食欲减退、肝大、肝功能异常等临床表现，所以我们很难单单从临床症状或者体征上来区分它们，但作为病毒性肝炎"五兄弟"中的老大，甲肝也有其独到之处，就是那让人畏惧的传播速度！

甲肝的传播方式：粪－口途径

甲肝主要通过粪－口途径传播，这意味着当病毒经患者的粪便排出后，如果他没有洗手，并接触了其他食物，那么病毒就可能通过食用者的嘴巴进入消化道再到全身血液，引起甲肝的传播。因此，水和食物（特别是水生贝类和毛蚶）是甲肝暴发流行的主要传播媒介。

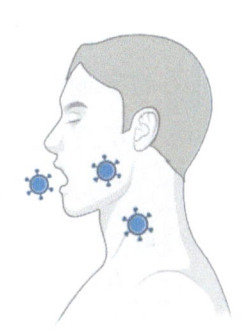

1988年上海暴发的甲肝流行事件至今仍令人不寒而栗！当时正是因为人们贪嘴吃了被甲肝病毒污染的毛蚶，导致30余万人感染。这与当时上海地区流行的毛蚶吃法有关——毛蚶价格低廉又美味，人们为了追求口感随便烫一下就食用，然而这种烹饪方法根本无法杀灭传染性极强的甲肝病毒，所以才会导致当时的上海疫情泛滥。这种极强的传染性也是它能稳居五大病毒性肝炎之首的最主要原因。

甲肝的症状:"温柔""致命"共存

作为肝炎家族的"老大哥",甲肝由于其便捷的粪-口途径传播方式,导致传染性极强,男女老幼"统统不放过",特别是儿童和青少年。在感染甲肝的初期,患者会出现一阵不适感(如全身疲乏无力、吃不进饭),有时还会伴发热症状——在临床中称为急性无黄疸型甲肝。这种不适感还算是"温柔"的,至少不会让我们黄得像个橘子似的,一般通过休息、清淡饮食调理,便能自行痊愈。一旦从甲肝康复,人体几乎能获得终身免疫,与甲肝病毒彻底"绝缘"。

然而,甲肝同时还有"致命"的一面。当疾病持续进展时,患者会出现高热、畏寒,尿色逐渐加深似浓茶样,眼睛也开始变黄,右侧腹部的肝区还会有肿大和疼痛,严重者肝功能转氨酶和总胆红素水平会急剧升高,整个人就如橘子一般黄——在临床中称为急性黄疸型甲肝。急性黄疸型甲肝需要住院,经过护肝治疗也能痊愈,并且死亡率不算很高,例如 1988 年的上海甲肝流行事件,死亡率为 0.1%。但倘若急性黄疸型甲肝进展为肝衰竭,如患者出现黄疸持续加重,并伴随呕血、血便、腹水,甚至昏迷、抽搐等脑病症状——在临床中称为暴发性重型甲肝,其病死率极高,达 50%~90%,好在这种类型只占全部病例的 0.1%~0.8%,还不足以带来那么大"灾害"。因此甲肝是一种"温柔""致命"共存的病毒性肝炎,我们既不要惊慌也不能大意!

抵御甲肝：注意饮食卫生和接种疫苗

通过上面的例子，大家想必已经知道，预防甲肝，其实比我们想象中容易很多，只需要注意以下几个方面即可免于甲肝的侵扰。

首先，最直接的方法就是切断甲肝病毒的传播路径（粪－口途径传播），即注意饮食卫生。将买来的食物，尤其是贝类和毛蚶等彻底煮熟后食用，就可以明显降低甲肝病毒的感染率。除食材之外，对饮食环境的挑选我们也得斟酌一番，毕竟谁也不想在"脏乱差"的环境中吃饭，这对我们的心情也是一种摧残。

其次，从源头上解决甲肝的传播问题。尽早发现甲肝患者并及时进行隔离和治疗，尤其是在甲肝流行区域，不仅要隔离现症患者，还要隔离患者周围的隐性感染者。

最后，要发展经济、改善居住条件、普及卫生常识、搞好个人卫生。甲肝的流行情况其实与国民经济之间有着千丝万缕的联系，如果能提高人们的生活质量，创造一个整洁美丽的环境，甲肝病毒也就无处藏身，自然而然人们也会免于甲肝的困扰。

此外，对抗甲肝病毒还有一个重要的手段：接种疫苗！甲肝疫苗是世界卫生组织推荐使用的疫苗之一，自1992年在我国批量生产及大规模使用后，我国甲肝发病率显著下降，甲肝疫情得到有效控制，其作用可见一斑。患者在接种甲肝疫苗8周后，体内就会产生很多甲肝抗体从而获得良好的免疫力，形成一道天然的甲肝防御系统！

治疗甲肝：因人而异

当甲肝病毒不小心入侵了体内，我们先不要惊慌，因为症状

解密肝脏疾病

轻的甲肝,几乎不用特殊药物治疗,只需在家休息,喝点儿热汤、吃点儿营养餐,再美美睡上一觉,甲肝病毒慢慢地就被我们自身的免疫系统清除了,因为人体的免疫系统有充足的时间和能量去击败它们,还我们一个健康的身体——医学上将其称作"支持疗法",是一种十分基础的治疗方式,其宗旨就是确保我们的身体能得到充足的营养和适当的休息,从而通过自身的免疫功能来驱逐入侵者。

然而当人体免疫力极其微弱时,病情变得剧烈,出现了肝功能损伤,我们成了"小黄人"(眼睛黄、尿黄)——足见甲肝平日"不显山露水",而一旦"发力",对人体的危害也是很大的。此时,就不能再依靠"温柔"的支持疗法了,必须迅速采取行动,如注射护肝药物、营养针促进肝细胞修复。当病情极其严重时(如出现急性肝衰竭),甚至要进行人工肝血液净化治疗。因此甲肝的治疗是因人而异的,不同个体病情不同,采用的治疗方法也不一样,我们既不能掉以轻心,也不要惊慌,从容面对、听从医生的安排和治疗即可。

2. 乙型肝炎:让人惶惶不安的"恶棍"

与甲肝具有的"温柔"一面不同,乙型肝炎(乙肝)是名副其实的肝脏"破坏者"。它不仅具有很强的传染性,而且不能完全被治愈,像是个死缠烂打的"恶棍",无论使用哪种方法都不能让它远离或者消失,一旦感染了便是终身携带!

根据世界卫生组织发布的《2024年全球肝炎报告》,病毒性肝炎已经成为仅次于结核病的全球第二大传染病"杀手",其中乙肝患病数量最多，在中国目前仍有约 9000 万名乙肝病毒感染者。《中国肝炎疾病负担研究报告》显示，超过 70% 的肝硬化、80% 的肝癌与乙肝病毒或丙肝病毒感染有关，每年因肝癌死亡的病例有 30 多万人，超过全球肝癌死亡数量的 40%——足见咱们国家是乙肝的重灾区。

乙肝病毒：野火烧不尽，春风吹又生

乙肝病毒（hepatitis B virus，HBV）是一种 DNA 病毒，主要存在于肝细胞内并损伤肝细胞，引起肝细胞炎症、坏死、纤维化。一个完整的乙肝病毒颗粒，也叫 Dane 颗粒，其直径只有 42 nm，大约是一个普通鸡蛋的 1/100 万。可即便是这么细小的结构也由外壳和核心两个部分组成，外壳是由脂质双层和蛋白质组成的囊膜，是保护内部结构的"外套"；核心则是一个立体对称结构的二十面体，其中存储着 HBV 宝贵的遗传物质，乙肝病毒之所以能在人体内"生生不息"正是这种特殊双层结构的"功劳"！

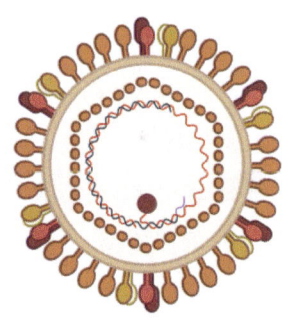

乙肝病毒由于其特殊的结构，能在肝细胞内源源不断地复制，虽然医学上已经有了许多先进的抗病毒药物，但奈何这些药物进不到肝细胞内，只能在血液里面杀病毒，这也是乙肝目前难以彻底被治愈的原因所在，一旦感染乙肝病毒就要长年累月吃药，甚至是终身服用抗病毒药物，它就像"野火烧不尽，春风吹又生"的小草一样顽强！

乙肝传播途径：三座大山

乙肝病毒感染人体主要有三大传播途径：血液传播、母婴传播和性传播，它们就像"三座大山"一样压在我们的头上，让乙肝病毒在过去的岁月里"肆意横行"！

◆ **血液传播** 是乙肝最核心的传播方式。虽然如今医疗卫生部门采取了很多措施，如血源筛选、血制品净化、采用一次性针管等，但乙肝病毒仍可以在不经意间传染。在有些地方，"地下"输血、无证献血的情况依然存在；那些街头游医的"多功能"拔牙器械、多年一贯采用的针灸针、理发店里的剪刀等均可传播乙肝。尤其是20世纪90年代以前，一次性医疗器械的使用尚不普及，血液制品的检验尚不完善，很多人在诊疗过程中不知不觉就感染上了乙肝病毒，同时又因为没有接种乙肝疫苗，导致成为乙肝病毒携带者，并将乙肝病毒通过母婴传播的方式传给下一代。

◆ **母婴传播** 是乙肝最主要的传播方式。其意思是，若女性身体内藏有乙肝病毒，那么在妊娠和分娩过程中会有一定概率传到宝宝的体内。因此，携带乙肝病毒的女性在怀孕前就要充分做好准备，可以将乙肝病毒控制在最低水平后再考虑生育。随着科技的发展和时代的进步，乙肝疫苗已在全国普及，所有刚出生的婴幼儿都要接种；如果母亲患有乙肝，那么婴幼儿还要接种乙肝免疫球蛋白；医院更有针对乙肝女性的一系列乙肝阻断流程。总之，国家也在尽一切努力阻断乙肝的母婴传播途径，保护婴幼儿的身体健康，实现母婴零传播！

乙肝疫苗小知识

1975年,在医疗技术相对落后的情况下,乙肝简直就是人们的梦魇,人们面对乙肝病毒的侵袭毫无还击之力。但就在这时,北京大学肝病研究所的创始人陶其敏教授带给了人们一道希望的曙光,她在当时那个"谈肝色变"的年代毅然决然地用自己的身体进行乙肝疫苗实验工作。也正是她的果决和勇敢,让她的研究团队最终攻克了一切难题,造出了乙肝疫苗。

但由于当时的疫苗还是血源性疫苗,其制作需要抽取乙肝患者的血液,这就导致了疫苗在产量上遭遇了瓶颈,并且由于我国人口数量的庞大和当时经济条件的相对落后,血源性疫苗难以对抗数量庞大的乙肝病毒,于是便引进了美国的基因重组乙肝疫苗技术,并在数年后将乙肝疫苗接种纳入国家免疫规划,为人们铸就了一条坚实的防线。

◆ **性传播** 除上述两种传播途径之外还有性传播方式值得注意。由于乙肝病毒可能藏匿于患者的血液、唾液、乳汁、阴道分泌物等体液中,所以乙肝病毒在发生性关系时进入易感者的机体就可能造成感染。在家庭中,夫妻间若有一人是乙肝患者或乙肝病毒携带者,另一方可千万不要忘记接种乙肝疫苗,这是我们获得抗体、抵抗乙肝病毒感染重要的方式之一。

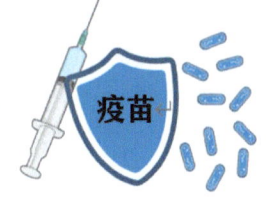

虽然乙肝存在多种传播方式,但随着乙肝疫苗的普及、抗病毒

药物的研发，即使是共用餐具、共同生活、密切接触等，被感染的概率都非常小，因此不能戴着"有色眼镜"看待乙肝患者。根据世界卫生组织的宣传，乙肝病毒通过以下渠道传染的可能性较小：共用餐具、母乳喂养、拥抱、接吻、握手、咳嗽、喷嚏，或在公共游泳池玩耍等类似行为。所以，我们尽管放心地跟乙肝患者正常相处！

药物研发：砥砺前行

因为乙肝病毒能在肝细胞内不断地复制，且具有非常完整的蛋白外壳，有很强的自我保护能力，所以药物很难将其彻底清除。数十年来针对乙肝治疗的药物研发过程，也是"屡战屡败""屡败屡战"。虽然乙肝病毒无法被彻底消灭干净，但是长期服药能将病毒水平始终维持在阴性，不失为一种"退而求其次"的好方法！

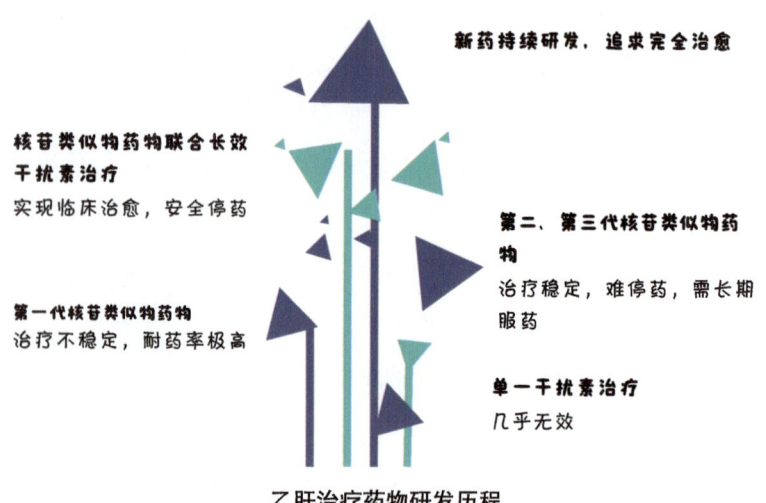

乙肝治疗药物研发历程

上面这张图片描述了乙肝治疗药物的研发历程：1998 年全球首个核苷类似物拉米夫定（lamivudine，LAM）被批准用来治疗慢性乙肝，随后是 2002 年获批的阿德福韦酯（adefovir dipivoxil，ADV）、2005 年获批的恩替卡韦（entecavir，ETV）、2018 年获批的替诺福韦（tenofovir，TFV），它们的治疗效果随着一代代的更迭愈发显著。近年来处于研发阶段的小分子药物则是从分子层面入手，通过抑制乙肝病毒的 DNA 复制等手段来防止乙肝复发。

从最初的"闻乙肝色变"到现在的实现临床治愈，我们在乙肝治疗的这条路上已经取得了巨大成就，而随着研究的进展、科学的进步，相信在不久的将来，我们能全面战胜乙肝病毒！

3. 丙型肝炎：潜伏在暗流中的"刺客"

相较于"温和"的甲肝"大哥"和"凶狠"的乙肝"二哥"，我们的"三哥"——丙型肝炎（丙肝）就非常低调，像一个隐藏在暗处的刺客。即使你不幸感染，也要很长时间才会发现它的存在，这是因为我国对丙肝的普查率远没有乙肝那么高。

丙肝发展里程碑

谈到丙肝，有 3 位里程碑式的人物不得不提，他们就是因发现丙肝病毒而获得 2020 年诺贝尔生理学或医学奖的科学家：哈维·阿尔特、迈克尔·霍顿和查尔斯·赖斯。20 世纪 70 年代，从事血库质量控制工作的内科医生和病毒学家哈维·阿尔特发现尽管去除了乙肝病毒，输血仍导致了很大比例的肝炎发生。经检

解密肝脏疾病

测,发现导致这种肝炎的病毒既非乙肝也非甲肝,于是哈维·阿尔特将这种新型肝炎命名为"非甲非乙肝炎"。直到1989年,美国凯龙制药公司的迈克尔·霍顿团队借助一种新的分子生物学技术,才成功分离出这种新型病毒,并将其正式命名为丙型肝炎病毒(hepatitis C virus,HCV)。

得益于这项技术,人类才开始精准识别血液中的丙肝病毒,并最大限度避免人类之间的输血传染,但由于当时的技术无法大规模制备用于实验的丙肝病毒,所以丙肝病毒依然没被攻克。后来,第3位重磅人物查尔斯·赖斯成功攻克了这个难题,在1997年以黑猩猩为宿主在其体内实现了HCV的大规模制备,为人类认识丙肝病毒打开了一扇大门。这3位科学家在丙肝病毒方面的贡献在人类对抗病毒的战役中立下了巨大功劳!

"潜伏"的丙肝

丙肝的传播途径和乙肝一样,都是通过体液传播,包括输血、使用血制品、静脉注射毒品、性传播、母婴传播等。然而,丙肝既不像甲肝那样"温柔",也不像乙肝那样"显山露水",它是躲在暗处潜伏却异常致命的"刺客"!

作为一名"刺客","深度隐藏"是丙肝具备的特性之一。据统计,初次感染丙肝病毒的潜伏期是2～16周,平均为6～7周,而大多数患者可能长期携带丙肝病毒而无任何症状,加之不像乙肝那样普查丙肝抗体,所以导致丙肝病毒难以被发现。部分丙肝患者表现为一些消化道症状,如食欲减退、恶心、呕吐、疲劳乏力等,容易与其他胃肠道疾病混淆,即使去了医院做肝功能检查,却由于丙肝抗体没有纳入常规检查，导致丙肝难以在第一时间被发现。因此，丙肝应该在患者没有症状的时候就着手治疗，以防止疾病进展为肝硬化和肝癌。

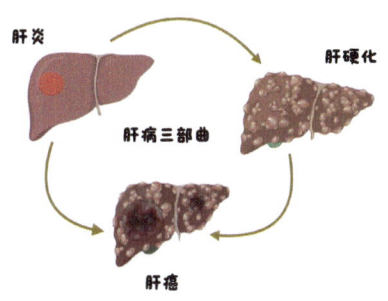

"治疗"与"预防"，共铸丙肝防线

虽然丙肝这位"刺客"无比狡猾、难缠，但在经历了无数科学家和医学家的研究后，能在12周内治愈丙肝的药物——索磷布韦终于在2013年宣布研发成功！索磷布韦是直接的丙肝病毒"杀手"，它以病毒复制相关蛋白和酶作为直接作用的药物靶点，让病毒失去复制能力。当然，由于丙肝分为1～6个基因型，索磷布韦只针对2、3型丙肝，因此，科学家相继研发了针对更多丙肝基因型的吉二代（Harvoni）、吉三代（Epliusa）和吉四代（Vosevi）等药物。在以上药物的治疗下，丙肝已经成为一种可治愈的疾病，随着治愈人数增多、传染源减少，人们对丙肝的认识度提升，丙肝的感染率逐渐下降。

尽管科学家成功研究出了治愈丙肝的药物，却迟迟没有研发出丙肝疫苗。这不禁令人费解，目前仍无法完全治愈的乙肝，早早就有了疫苗，为何丙肝却正好相反呢？因为乙肝病毒虽然是

DNA病毒，但它比较稳定，极少变异；丙肝病毒则不同，其突变能力极强，堪比人类免疫缺陷病毒。所以即便被治愈后，患者仍有可能再次感染丙肝，所以其疫苗研发极其困难。

既然我们不能通过疫苗的方式对丙肝进行一定的预防，那我们在生活中如何正确面对丙肝呢？想要发现丙肝病毒，最直接也是最科学的方法是到医院做丙肝抗体检查（抗-HCV检测），对于所筛选出来的抗体阳性者，再进一步行丙肝核酸检测，以确定是否为现症感染。一旦确诊，患者应立即到正规医院，听从专科医生的指导进行规范治疗。虽然丙肝听上去很可怕，但一般进行为期3个月的口服药物治疗即可（部分患者需治疗6个月以上），同时患者在用药的第24、第52、第84天（前后不超过3天）挂相应医生门诊号进行复诊，持续治疗一段时间后便可摆脱丙肝的困扰。

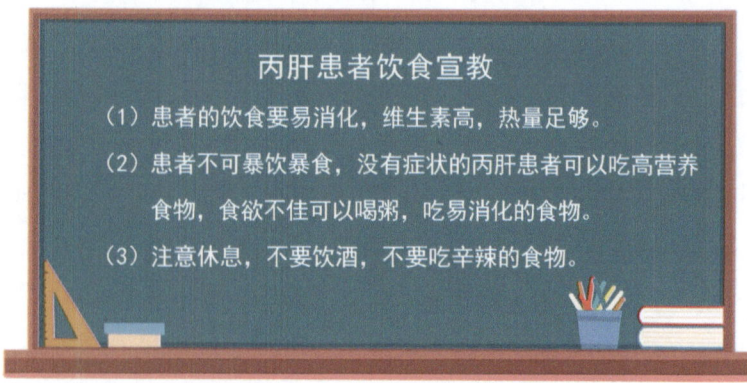

丙肝患者饮食宣教
(1) 患者的饮食要易消化，维生素高，热量足够。
(2) 患者不可暴饮暴食，没有症状的丙肝患者可以吃高营养食物，食欲不佳可以喝粥，吃易消化的食物。
(3) 注意休息，不要饮酒，不要吃辛辣的食物。

4. 丁型肝炎：与乙肝携手的"舞伴"

丁型肝炎（简称"丁肝"）是由丁型肝炎病毒（hepatitis D virus，HDV）引起的一种较为罕见的肝病。丁肝病毒是一种小型的、具有依赖性的 RNA 病毒，这意味着 HDV 并不具有自己单独复制与传播的能力，必须依靠乙肝病毒才能在人体内生存和繁殖。

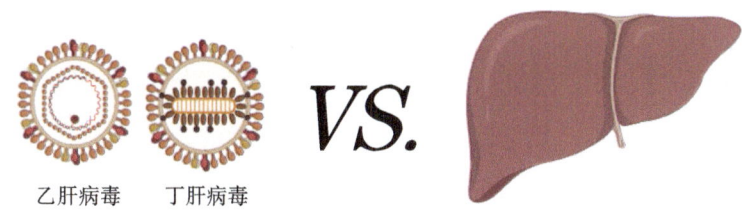

乙肝病毒　　丁肝病毒

丁肝病毒虽然没有独立的感染能力，但是在乙肝病毒感染的基础上，它会趁机以更加凶狠的手段破坏肝脏。也就是说，当乙肝患者同时感染丁肝病毒时，可能会出现更严重的肝炎症状，如黄疸（表现为皮肤和巩膜发黄）、疲劳、食欲不振、恶心、呕吐、腹痛、深色尿液和浅色粪便等，甚至加速乙肝向肝硬化和肝癌发展，可以说丁肝就像催化剂一般。

那么当感染乙肝病毒之后，如何判断是否感染了丁肝病毒呢？由于丁肝病毒和乙肝病毒同属嗜肝病毒，两者在感染后产生的肝炎症状几乎一样，所以无法从症状和体征来区分。此时，就需要借助实验室检查了，只要检验出患者体内存在 HDV 抗体就可确定丁肝病毒的存在。遗憾的是，目前对于 HDV 并无有效的治疗药物，临床上仍以护肝治疗为主。除此之外，保持良好的生活

解密肝脏疾病

习惯、避免饮酒和接受定期的医疗检查也是管理丁肝的重要措施，切勿忽视了丁肝病毒的杀伤力。

5. 戊型肝炎："野心勃勃的机会主义者"

戊肝不像甲肝、乙肝、丙肝那么"出名"，甚至很多人都没听过，貌似是嗜肝病毒家族中的"小透明"，却是"野心勃勃"，其逐步发展成了如今严重的世界公共卫生问题。据统计，全球每年约有 2000 万人感染戊肝，我国是戊肝流行地区，发病人数已超过甲型肝炎。

粪–口途径传播藏"杀机"

戊肝与甲肝一样，都是通过粪–口途径传播，也就是经消化道传播，戊肝患者是主要传染源。其主要传播媒介是被污染的水和食物，食用未制熟的动物肉类、内脏及贝类，饮用被人或宿主动物粪便污染的水，都可能感染戊肝病毒。所以，在那些卫生条件不太好的地区生活就得特别小心了，尤其是喜欢生吃海鲜或者野味的人们要更加注意，因为戊肝病毒是较为罕见的人畜共患病原体。

人畜共患疾病指由动物传播给人类的疾病，家猪、野猪、鹿等是戊肝的常见宿主动物，某些贝类也携带戊肝病毒。近年来，戊肝病毒"海、陆、空"宿主动物不断增加，已超过 20 种，涵盖哺乳纲（包括海洋哺乳动物）、鸟纲、双壳纲等。持续增加的宿主动物，持续发生的动物–动物、动物–人的传播，使戊肝病毒不断发生变异，这些变异可能导致更多的跨物种传播。因此，当我们沉迷于美食之中时，一定要记得清洗干净并煮熟这些食物，否则"遭殃"的就是自己了。

季节变换埋"伏笔"

戊肝病毒不仅"野心勃勃"，感染率不断增长，试图超过病例最多的乙肝，还是一个十足的"机会主义者"，善于利用环境的优势来达到自己的目的。根据调查结果，戊肝的发病率表现出明显的季节性，每年的3～4月都会迎来戊肝的一次小暴发，在这个时候易感人群就得注意自己的安全了，不能因为"冬去春来、万物复苏"就到处走亲访友，放松警惕，倘若一不小心被戊肝病毒缠上又是一件"难办事"。不仅在早春之际，在夏秋季洪水暴发之时也要对戊肝有所提防，洪水肆虐过后可不知道其中埋藏有多少病毒，可千万不要放松警惕，自己的安全才是最重要的！

"重症""慢性化"的可怕变身

感染戊肝病毒的患者大多数为急性戊肝，表现为无症状或症状较轻，不需要特殊治疗，尤其是免疫功能正常的人群被感染后，病毒通常可自发清除，病情自愈。然而，若老年人、孕妇等免疫力低下人群感染了戊肝病毒，则病情容易进展为重症。重症戊肝会导致严重的肝功能损伤，患者会出现极度乏力、食欲不振、黄疸（表现为皮肤、眼睛巩膜变黄，小便变黄等）及肝性脑病表现（指患者由肝病引起的性格、行为改变和意识障碍）。尤其对于孕妇不仅会并发子痫，还可能造成胎儿早产、死产、新生儿死亡等后果，因此临床上需要高度重视！

此外，戊肝还有"慢性化"可能，主要发生在免疫抑制和免疫缺陷人群，如获得性免疫缺陷综合征（俗称"艾滋病"）患者、器官移植患者及接受化疗、造血干细胞移植或免疫抑制剂治疗的血液系统恶性肿瘤患者等。然而，近年来全球范围内发现越来越多的戊肝慢性感染者为免疫功能正常的健康人群，这提示慢性感染已经向一般人群扩散。通常，戊肝慢性感染者可无明显临床表现或仅持续感到疲劳，转氨酶表现为正常、轻度升高或持续升高，导致临床层面难以及时、准确地诊断慢性感染，公共卫生层面难以准确估计其发病水平，因此慢性感染可能逐渐成为戊肝在全球持续流行的潜在原因。

治疗和预防

人体对急性戊肝具有自我痊愈的能力，症状轻微时通常不需要住院治疗，但如果是老年人、孕妇等人群发生了急性戊肝，出现了肝损伤和一系列肝炎症状，则需要住院治疗，使用护肝和抗病毒药物。同时还需进行消化道隔离，也就是给患者单独准备房间、生活用品及碗筷和便器，患者的呕吐物、剩余食物、排泄物都要消毒后再排放。对于症状比较严重的急性戊型病毒性肝炎，或者慢性戊型病毒性肝炎，可使用药物利巴韦林来进行抗病毒治疗。

要想预防戊肝，控制感染是不可或缺的。这主要包括维持公共供水系统的质量标准和建立完备的粪便处理系统两方面。对于我们个体而言，则需要避免饮用洁净程度不明的水，保持优良的卫生习惯，防止戊肝病毒通过粪-口途径进入体内。除这些控制措施之外，当戊肝暴发时，最重要的预防手段还是进行戊肝疫苗接种。2022年3月世界卫生组织就曾联合多方在南苏丹联合州共同发起了首次戊肝疫苗接种疫情应对行动，并验证了当前唯一可用的戊肝疫苗——重组戊型肝炎疫苗（大肠埃希菌）的作用，为抵抗戊肝病毒构筑了一道最坚实的防线。

第二节 非嗜肝病毒的入侵

1. 揭露非嗜肝病毒感染的"真面目"

前面我们已经了解了许多嗜肝病毒感染性疾病，如甲肝、乙肝等，它们是专门寄居于人类肝脏而生存的。接下来，我们来了解另外一种"反面"病毒——非嗜肝病毒。

非嗜肝病毒感染性肝炎，顾名思义，该病毒不专门感染肝脏，其可以在人体各种细胞内繁殖，除了导致肝炎外还可引起其他脏器的损伤，也就是说，这些病毒的危害不只针对肝脏，对于其他脏器也有侵犯。因此，感染了非嗜肝病毒的患者除出现发热、乏力、黄疸、食欲减退、恶心、呕吐等肝炎症状之外，还可能出现眼部、神经系统、肺部等损伤。下面简单介绍一些常见的非嗜肝病毒。

单纯疱疹病毒：肝脏的"意外访客"

当谈及单纯疱疹病毒（herpes simplex virus，HSV）时，我们会将其形象地描述为"爱上嘴唇"的"小妖精"，因为它所引发的唇疱疹让人感到非常烦恼。然而，这个"小妖精"也可能突然会对

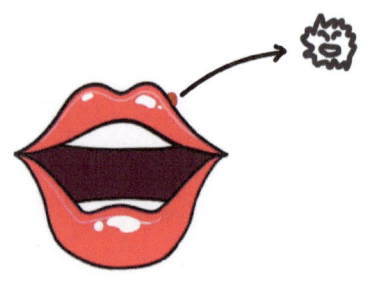

肝脏发动攻击，特别是对免疫力较低的人群，如孕妇、老年人，以及处于月经周期免疫力低下的女性。虽然单纯疱疹病毒引发的肝炎相对罕见，但其症状和影响却不容小觑，因为病毒一旦侵入肝脏，可能引起急性肝炎，患者会出现发热、黄疸、腹痛及肝功能异常等症状，给患者带来疼痛和诸多不适。为了对抗单纯疱疹病毒，通常需要使用抗病毒药物（如阿昔洛韦），并尽早就医以控制病情的发展。总之，提高机体免疫力是对抗这种病毒最好的方式。

巨细胞病毒："潜伏高手"

巨细胞病毒（cytomegalovirus，CMV）是个"潜伏高手"，大多数人都会被它感染，但通常不会出现明显症状。然而，当你的免疫系统变弱时，CMV 就会出来"搞事情"，而它最常"搞出来"的事情之一就是肝炎。巨细胞病毒性肝炎多见于免疫抑制患者，如接受器官移植者、人类免疫缺陷病毒（human immunodeficiency virus，HIV）感染者或使用免疫抑制药物的人群，当感染了 CMV 时，机体会出现发热、乏力、肝功能异常。不过幸运的是，抗病

毒药物（如更昔洛韦）可以有效治疗 CMV 感染，帮助我们恢复健康。

EB 病毒："亲吻"的危机

EB 病毒（Epstein-Barr virus，EBV），是亲吻病的元凶，主要通过唾液传播，它常引起年轻人患传染性单核细胞增多症。这种病毒不仅会引发咽喉肿痛、淋巴结肿大，还会对肝脏进行"偷袭"，在被 EBV 感染后，约一半的患者会出现轻度肝功能异常，少数人可能发展为肝炎，伴有黄疸和肝大。虽然 EBV 肝炎通常是自限性的，但严重的病例也可能需要抗病毒药物和对症治疗，所以"亲吻"虽然美好，但也要注意卫生呢！

人类免疫缺陷病毒：慢性"掠夺者"

HIV 是攻击免疫系统的慢性"掠夺者"。虽然其并非直接针对肝脏，但能通过间接途径让你的肝脏不堪重负。HIV 感染者中，许多人会出现肝病，这主要归因于多种因素的共同作用。HIV 感染者常常合并其他病毒感染（如 HBV、HCV），这些病毒对肝脏的损伤是显而易见的。此外，HIV 本身也可能导致非酒精性脂肪性肝病和抗反转录病毒药物引起的肝毒性症状，这些疾病加在一起对我们的肝脏也是一个不小的负担。

疟疾：热带"病魔"

疟疾是一种由疟原虫引起的寄生虫病，主要通过被寄生虫感染的雌性按蚊（一种蚊子）叮咬进行传播。疟原虫在人体内有着

解密肝脏疾病

复杂的生命周期,其中一个重要阶段就在肝脏内进行。疟疾不仅会让患者出现发热、寒战、出汗等症状,还会对肝脏造成影响。当疟原虫进入人体后,首先在肝脏内进行繁殖,形成大量疟原虫子孢子,再释放到血液中,导致周期性发热。反复的肝脏感染会导致肝大、肝功能异常,严重时还可能导致肝衰竭。治疗疟疾需要用到抗疟药物,如氯喹、阿莫地喹等,并且预防蚊虫叮咬也是治疗的关键一环。想去热带地区旅游的朋友,一定要做好蚊虫防护措施。

2. 如何巧妙避开非嗜肝病毒的"陷阱"

非嗜肝病毒种类繁多,预防的关键在于了解其传播途径,并采取相应的防护措施。以下几点是避免非嗜肝病毒感染的有效方法。

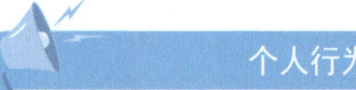
个人行为小贴士

注意个人卫生是我们日常生活中避免非嗜肝病毒感染的有效方法之一,记住以下几点小贴士,让病毒再难与我们抗争。

◆ **勤洗手** 用肥皂和清水认真洗手。尤其是在吃饭前、如厕后、摸过公共物品和照顾患者后,一定要记得洗手或者使用免洗洗手液,不让病毒有机可乘。

◆ **避免共用个人物品** 我们的牙刷、毛巾和餐具都是私人物品,不要和别人分享使用。

◆ **保持环境清洁** 手机、电脑键盘和门把手都是病毒的潜在栖息地,要定期清洁和消毒这些常接触的物品。

安全行为小贴士

避免不安全的性行为和注射行为,可以大幅降低性传播和血液传播病毒的风险。以下是一些让你远离病毒"陷阱"的小妙招。

◆ **安全性行为** 使用安全套不仅能防止意外怀孕,还能阻挡性传播病毒的入侵。对于有性伴侣的小伙伴,记得定期进行性病筛查,不要让病毒"乘虚而入"。

◆ **安全注射** 千万不要与别人共用注射器和针头,使用一次性注射器,并确保它们在使用前是无菌的。

疫苗接种小贴士

疫苗接种是对付病毒的最重要武器。以下是一些重要的疫苗接种建议。

◆ **风疹疫苗** 尤其是对于孕妇和育龄女性,风疹疫苗可谓是非常重要,其能有效预防风疹病毒,保护母婴健康。

◆ **腺病毒疫苗** 目前主要用于军队和高风险人群,以预防由腺病毒引起的呼吸道疾病和肝脏并发症。要是有机会接种,可别犹豫,说不定就能在关键时刻守护自己的安全。

3. "自限""抗病毒"并行,重焕肝脏新生

肝脏是人体的重要器官之一,倘若出了问题,我们一般会采取"自内而外"(自限)和"自外而内"(抗病毒)2种治疗方法。在它们的共同作用之下,我们的肝脏可以重焕新生。

非嗜肝病毒感染和嗜肝病毒感染（甲、乙、丙、丁、戊型肝炎病毒）最大的不同在于，前者大部分是自限性疾病，也就是疾病发生、发展过程中都是可以自行痊愈的，因为巨细胞病毒、EB 病毒侵入人体后，人体有专门的免疫细胞识别这些病毒并杀死它们。例如，EB 病毒感染自限周期通常是 2～4 周；巨细胞病毒感染则稍微长一点，需要 2～6 周。

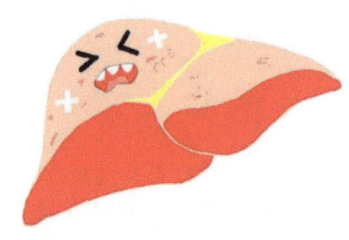

在这个过程中，服用适当抗病毒药物（阿昔洛韦、更昔洛韦等），并注意休息、加强营养等，大部分患者都能痊愈。此外，肝脏本身也有自我治愈的功能，当肝细胞受到损伤时，肝脏会启动修复程序，迅速分裂并替换受损细胞。

第三节　药物与肝脏的较量：揭秘药物性肝损伤

1. 是"毒药"还是"良药"

肝脏是人体最大的"化工厂"，具有强大的代谢功能，几乎所有的药物进入体内后，都会先经过肝脏的"检验"，然后被分解成可以利用或排出的物质。肝脏每天要处理成千上万的化学物质，就像一个忙碌的机场，不断有航班起降。然而，有时候这个"机场"也会出错，某些药物在代谢过程中产生了有害的代谢产物，会直接攻击肝细胞。于是，肝脏便会发出求救信号，这就是药物性肝损伤的开始。而"良药"变"毒药"的原因则可以归纳为以下4个方面。

剂量问题

过犹不及——这句话在药物剂量使用上表现得淋漓尽致。以对乙酰氨基酚为例，这种常见的解热镇痛药在适量服用时是良药，可以缓解我们的疼痛，而药物一旦过量，就可能导致严重的肝损伤，甚至肝衰竭。这就像吃甜品，少量令人愉悦，过量则可能带来健康问题。

个体差异

每个人的肝脏都是独一无二的，对药物的反应也各不相同。有些人天生对某些药物敏感，哪怕是普通剂量也可能引发肝损伤。这种个体差异就像人们对辣椒的耐受度，有的人吃一口就辣到飙泪，有的人则能大快朵颐。

药物的相互作用

有时候，药物之间会发生化学反应，这种相互作用可能会增加肝脏的负担。例如，某些抗生素和抗真菌药物同时使用时，会增加肝损伤的风险。所以当我们同时吃两种或几种不同的药物时，一定要注意它们之间有无不良反应，以避免对我们的肝脏造成不可逆的损伤。

基础疾病

肝病患者在使用药物时要格外小心，由于他们的肝脏本就处

解密肝脏疾病

于亚健康状态,再加上药物对肝脏的负担,很容易出现药物性肝损伤。

那么我们该如何判断是否出现了药物性肝损伤呢?当出现肝损伤时,身体就会发出一些信号,常见的表现包括黄疸(皮肤和巩膜发黄)、乏力(感觉全身无力)、腹痛(尤其是右上腹疼痛)、食欲不振4项。当你发现有以上4项表现时,要及时到医院做肝脏检查。

2. 药物性肝损伤的早期信号

肝脏是人体中最大的实质性器官,其功能强大,不仅是"解毒高手",也是"营养储藏室""能量转换站""免疫防御基地"。每天,它都在默默地进行着数以万计的化学反应,以保障我们身体的正常运转。然而,正因为肝脏如此重要,它也是药物最常"光顾"的地方!药物在肝脏中代谢,有时候会生成有毒的代谢产物,对肝细胞造成伤害。当肝脏无法承受这些负荷时,便会发出求救信号,了解这些信号,就是保护肝脏健康的第一步。

黄疸:肝脏的"黄色预警"

黄疸是药物性肝损伤典型的早期信号之一。当肝细胞受损,胆红素无法正常代谢和排出时,便会积聚在血液中。随着胆红素水平的升高,皮肤和巩膜会逐渐变黄,这种变化通常从眼白开始,然后扩展到全身。黄疸就是肝脏

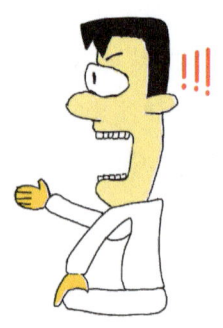

发出的信号,所以,当你照镜子时发现自己皮肤和巩膜变黄,一定要警觉起来,及时就医。

乏力与疲倦:肝脏的"休息信号"

药物性肝损伤的另一个常见信号是乏力、疲倦。这种感觉可能不像黄疸那样明显,但却是肝脏向我们发出的"休息信号"。当肝脏受损,它的代谢和解毒功能下降,身体的能量供应也会受到影响,导致我们感到异常疲倦。

如果你平时精力充沛,但最近总是无缘无故感到疲倦,甚至连刷牙这种小事都觉得费劲,不妨留意一下你的肝脏状况。这时候,给自己一个充足的休息,也许正是肝脏最需要的。

腹痛:肝脏的"紧急通报"

右上腹疼痛是肝脏出现问题的另一个早期信号。肝脏位于右上腹,当它受到药物损伤时,会引发局部的炎症和肿胀,进而导致疼痛。这种疼痛可能是持续的钝痛,也可能是阵发性的锐痛,往往伴随其他症状一起出现。右上腹疼痛就像是肝脏发出的"紧急通报":这里有状况!特别是当这种疼痛与药物使用有关时,更应该引起重视,需及时就医检查。

食欲不振:肝脏的"饮食抗议"

肝脏健康与我们的消化功能密切相关。当肝脏受损时,它会影响胆汁的分泌和营养物质的代谢,导致食欲不振。你可能会发现自己对平时喜欢的美食失去了兴趣,吃几口就觉得饱了,甚至

解密肝脏疾病

会对食物产生厌恶感。这种"饮食抗议"是肝脏在向你传递信息："我需要休息,不能再负担这些复杂的消化任务了"。如果你最近无缘无故地失去了食欲,不妨考虑一下是否与你的肝脏健康状况有关。

浅色便与深色尿:肝脏的"颜色信号"

大便颜色变浅、尿液颜色变深也是药物性肝损伤的早期信号之一。正常情况下,胆汁中的胆红素进入肠道后,会使大便呈棕黄色,而尿液则呈淡黄色。当肝脏受损时,胆红素排泄异常,导致大便颜色变浅,而未能被排出的胆红素则进入血液,通过尿液排出,使尿液颜色变深。这些"颜色信号"如同肝脏的"状态指示灯":大便和尿液的颜色异常,可能是肝脏在向你发出警报,提醒你需要关注它的健康状况。

3. 构筑"防线"抵御药物性肝损伤

肝脏是人体中重要的器官,面临危险时我们自然不能让它孤军奋战,我们需要构筑以下4道防线来守卫它。

防线一:科学用药

想象一下,你的肝脏像一位老练的药剂师,能处理各种药物引发的化学反应,然而,当所处理的药物用量过多或使用不当时,再老练的药剂师也会手忙脚乱乃至束手无策。因此,科学用药是构筑防线的第一步!

◆ **遵医嘱用药** 不管是感冒药还是需长期服用的其他治疗药

物，都要严格按照医生的建议使用，医生会为你制定最佳的用药方案。切记，不要自作主张增加药物的用量或频率，这会让肝脏超负荷工作，久而久之就会"积劳成疾"。

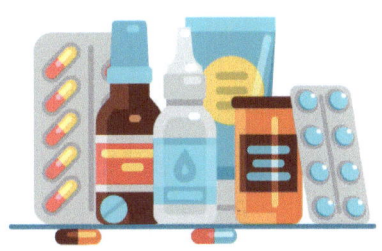

◆ **避免随意用药** 药店中琳琅满目的药品虽然方便了我们的购买，但随意使用这些药品可能会对肝脏造成伤害。特别是一些草药和保健品，它们的成分复杂，有可能对肝脏不友好。购买前最好咨询医生或药剂师，避免因用错药而给肝脏带来负担。

防线二：警惕药物相互作用

药物的相互作用就像一场化学实验，有时会产生令人意想不到的后果。某些药物在一起使用时，可能会增强彼此的毒性，加重肝脏的负担。为了避免这种情况，我们在服用药物之前需要保持高度警惕。

◆ **告知医生用药情况** 要详细告知医生你正在使用的所有药物，包括处方药、非处方药和保健品。这样，医生才能评估药物相互作用的风险，并做出相应的用药调整。

◆ **定期检查** 长期用药的患者应定期进行肝功能检查。这样可以及时发现肝脏是否出现异常，以采取相应的治疗措施。

解密肝脏疾病

防线三：保持健康的生活方式

健康的生活方式是构筑肝脏防线的坚实基础。良好的生活习惯不仅能增强肝脏的防御能力，还能减轻肝脏负担。

◆ **适度饮酒** 肝脏是酒精的主要代谢器官，过量饮酒会加重肝脏负担，增加酒精性肝损伤的风险。记住，若要肝脏保持"战斗力"，饮酒一定要适度，不能过量。

◆ **均衡饮食** 富含维生素和矿物质的均衡饮食对肝脏健康至关重要。多吃新鲜水果、蔬菜、全谷物和优质蛋白质，少吃高脂肪、高糖和深加工食品。这样，肝脏就能得到足够的营养支持，保持最佳状态。

◆ **定期运动** 适度的运动可以增强体质，改善肝脏的血液循环和代谢功能。选择你喜欢的运动形式，如散步、跑步、游泳或瑜伽，让运动成为你日常生活的一部分，也让肝脏疾病远离你。

防线四：留意早期信号

肝脏虽然是"无声英雄"，但在面临危机时，它也会发出一些早期信号提示我们。学会识别这些信号，并及时采取适当措施，可以避免肝损伤的加重。

◆ **黄疸** 皮肤和巩膜变黄是肝脏问题的典型信号。如果发现自己变成了"小黄人"，要立刻就医。

◆ **乏力和疲倦** 如果你出现无缘无故的乏力和疲倦，可能是肝脏在求救。如果你突然感觉累得像跑了马拉松，不妨关注一下肝脏健康。

◆ **右上腹疼痛** 肝脏位于右上腹，当它受损时会引发疼痛。

如果你感到右上腹不适，请及时就医检查。

◆ **食欲不振** 当你对美食失去兴趣，甚至对食物产生厌恶感，这可能就是肝脏发出的警报。

◆ **二便颜色异常** 大便颜色变浅和尿液颜色变深也是肝脏问题的预警信号。保持观察二便颜色，发现异常及时就医。

第四节 酒精的"诱惑"与肝脏的"哀歌"

1. 醉酒的代价：酒精性脂肪肝

酒，自古以来都在社交、庆祝和放松活动中扮演重要角色，适量饮酒可以带来愉悦感、缓解压力。然而，酒精也具有强烈的成瘾性和潜在危害，过量饮酒不仅会导致醉酒、宿醉，还会对身体各器官（尤其是肝脏）造成严重损伤，酒精性脂肪肝就是其中一个重要例子。

酒精性脂肪肝是一种由长期过量饮酒导致的肝脏疾病。在早期阶段，并不会出现明显肝炎的症状，患者常常是通过健康体检发现肝功能不正常的，并且仅仅是转氨酶升高一点点（40～50 U/L）。然而，倘若不加以控制，酒精性脂肪肝会从单纯的脂肪性肝炎进展为肝纤维化、肝硬化，甚至肝癌等严重的肝脏疾病，后果也是很严重的。

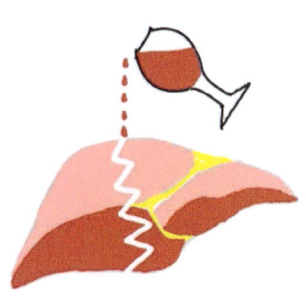

酒精性脂肪肝是怎样形成的？

酒精是如何偷偷影响肝脏的呢？饮酒时，酒精首先会进入胃和小肠，然后被迅速吸收到血液中，最终到达肝脏。绝大多数的酒精在肝脏处分解，并被转化为乙醛，之后再被转化为乙酸，最后分解为二氧化碳和水排出体外。乙醛不是什么"好东西"，它会对肝细胞造成损伤。我们体内有一种叫作"乙醛脱氢酶"的物质，可将乙醛分解，生成二氧化碳和水排出体外；如果饮酒过量，体内的酶将不能完全分解掉乙醛，时间久了肝脏内积蓄的乙醛会持续攻击肝细胞的线粒体，导致肝细胞代谢脂肪的能力受损，脂肪在肝细胞内积聚，最终形成酒精性脂肪肝。

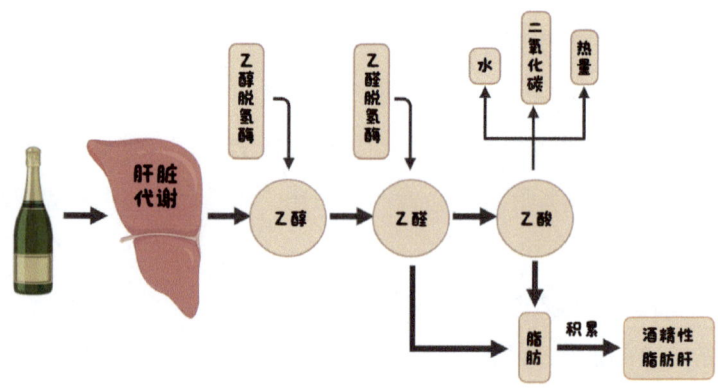

除了饮酒过量，营养不良也会导致酒精性脂肪肝。许多酗酒者往往忽略了均衡饮食，长期依赖酒精提供的热量，而缺乏足够的蛋白质和维生素。这对肝脏来说无疑是"双重打击"——不仅要"处理"酒精，还得面对营养缺乏带来的损伤，"又要马儿跑，又要马儿不吃草"那肯定是不行的。

遗传的先天性因素在很大程度上决定了我们能不能喝酒，有的人天生对酒精比较敏感，肝脏"处理"酒精的能力较弱，这些人即使饮酒量不大，也容易出现酒精性脂肪肝。所以当你发现自己喝一点酒就容易醉或者脸红时，就得当心了，说不定你就是这种易患酒精性脂肪肝的体质。

2. 酗酒对肝脏的打击

肝脏是人体内的"超级工厂"，负责解毒、代谢、储存营养、合成蛋白质等，像是勤劳的身体管家，24小时不停歇地工作。但是当大量酒精"进攻"，意图摧毁肝脏时，肝脏的"正常生活"就彻底被打乱了。

酒精的第一次袭击：脂肪大军入侵

当你举起酒杯，开心地说"干杯"的时候，你的肝脏可能已经在"翻白眼"了。酒精进入人体后，会被迅速吸收到血液中，然后随着血液循环来到肝脏，肝脏开始"忙着"分解酒精，产生了一种叫乙醛的有毒物质。这时候，肝脏为了保护自己，拼命地把这些毒物变成无害的乙酸再排出体外。

然而，长期、大量摄入酒精对肝细胞会有一定毒性，使得肝细胞对脂肪酸的分解和代谢发生障碍，导致脂肪在肝细胞内大量积聚，形成酒精性脂肪肝。肝脏被满满的脂肪浸润着，像块五花肉一样"肥腻腻"的，从而诱发肝细胞发炎、纤维组织增生、肝硬化，甚至发生肝癌。除伤害肝脏，过多的脂肪滞留在血液中，就像淤泥堵塞了水管一样，严重影响心脑血管功能。

解密肝脏疾病

酒精的第二次袭击：炎症遍地开花

如果你在经历了第一次袭击后依旧对酒精念念不忘，那肝脏的"日子"就更难过了。既然脂肪肝没能阻止你"举杯欢庆"，接下来就轮到炎症的"表演时间"了。

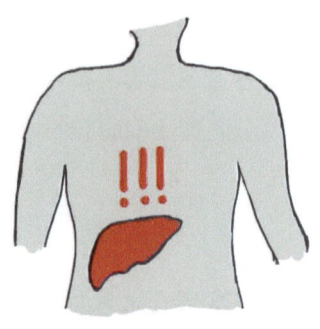

肝细胞在酒精和脂肪的双重打击下，开始"发炎"，个个肿得像"小泡泡"似的，有的还变得奇形怪状，伴随着大量的炎性细胞浸润，肝脏功能受到严重影响。此时的你就会感觉到右侧腹部肝区时常有闷闷的胀痛，还有疲劳、乏力、食欲不振等不适感，总觉得自己得了胃病，然而吃了一堆胃药都不见好转，直到出现黄疸（眼睛、皮肤和小便越来越黄），你才意识到肝脏出了问题。

酒精的第三次袭击："千疮百孔"

经历了两次袭击之后，肝脏进入与酒精"决战"的"尾声"——肝硬化！若是放到平常，肝脏对前面经历的炎症一定是可以自行修复的，但此次它被酒精袭击得"千疮百孔"，原本健康的肝细胞所剩无几，取而代之的是大量纤维组织，大量的瘢痕增生使得整个肝脏"硬邦邦"，就成为人们都害怕的"肝硬化"。患者继而出现腹水、脚水肿，甚至呕血、黑便，到了后期如果疾病没有得到控制还会出现肝昏迷，直到肝

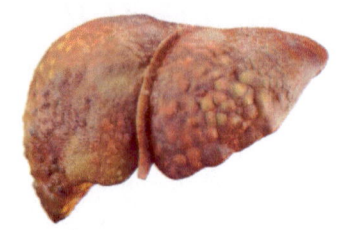

脏在绝望中"灯油耗竭",而这场大战终以酒精的大获全胜落下帷幕……

3. 酒精性脂肪肝的治疗

如果你幡然醒悟,想要摆脱酒精性脂肪肝并且治疗受伤的肝脏,有没有办法呢?当然有!想要战胜酒精性脂肪肝,我们需要做好以下3件事。

戒酒:治疗的前提

想要治疗酒精性脂肪肝,第一件事就是戒酒。戒酒,听起来很简单,但对酒瘾大的人来说难于登天,毕竟受酒精诱惑这么多年了,想要摆脱也不是一朝一夕的事。然而,脂肪肝一旦进展到肝硬化阶段,就算戒酒也无济于事了,"硬"了的肝脏是"回软"不了的,早期戒酒是逆转脂肪肝和肝炎的最有效方法!如果你觉得戒酒比较困难,可以通过一些小技巧来帮助自己,如用无酒精饮料代替酒、用运动来转移注意力,或者加入一个戒酒互助小组,与志同道合的小伙伴分享心得、互相鼓励。记住,戒酒不仅是对肝脏的"救赎",更是对自己和家人的守护。

药物:合适的武器

当酒精性脂肪肝引起了明显的肝功能异常时,需要求助于药物治疗。在临床上常会使用甘草酸制剂、水飞蓟素类制剂、还原型谷胱甘肽和多烯磷脂酰胆碱等药物来进行抗氧化和抗炎治疗,以此改善肝脏生物化学指标。同时由于酒精性肝病患者常伴有肝纤维化的病理学改变，所以还会使用一些中成药，如扶正化瘀胶囊（片）、安络化纤丸、复方鳖甲软肝片等来改善肝组织病理学结构，以降低肝硬化静脉曲张出血发生率。

饮食和生活方式

健康饮食：你的后勤补给。想要肝脏恢复健康，仅仅戒酒和进行药物治疗还不够，你还需要调整饮食习惯，为你的肝脏提供"后勤补给"。多吃蔬菜、水果、全谷物、瘦肉和鱼类，少吃高脂、高糖食品。这样才能让健硕的"肝脏勇士"发挥自己的力量去对抗酒精和脂肪。

运动锻炼：你的制胜法宝。有了健康的饮食作为补给，接下来就应该运动锻炼了。这里的运动并不要求你进行马拉松、爬山之类的高强度运动，只需要每天坚持进行适量的有氧运动，如散步、慢跑、骑自行车等，或者参加一个有趣的健身课程，逐步燃烧体内的脂肪，帮助肝脏减轻负担。有氧运动不仅能帮助你减掉多余的脂肪，还能提高身体的代谢率，让肝脏更高效地工作，逐渐恢复肝脏自身的能力。

除了做好以上 3 件事，我们还应定期去医院做体检，主要检查项目是肝功能和腹部 B 超，医生会根据检查结果告诉你肝脏的健康情况，并给出专业的建议，而我们则需要根据建议来调整自己的饮食和锻炼方向，从而更好地对抗酒精性脂肪肝！

第五节 非酒精性脂肪性肝病的"崛起"

1. 非酒精性脂肪性肝病的"幕后推手"

非酒精性脂肪性肝病是一种无过量饮酒史的肝损伤,并以肝脂肪变性为主要病理特征。非酒精性脂肪性肝病在世界范围内的患病率约为25.24%,近10年来,我国的脂肪肝患病率从10%上升到了29.2%,越来越多的普通人,包括那些不怎么喝酒的人,也正在面临着脂肪肝问题的挑战。

非酒精性脂肪性肝炎

- 非酒精性脂肪性肝炎(non-alcoholic steatohepatitis, NASH)又称代谢性脂肪性肝炎,其病理变化与酒精性肝炎相似,但患者一般无过量饮酒史,好发于中年,特别是超重、肥胖个体,是一种临床综合征。
- 非酒精性脂肪性肝炎与肥胖、胰岛素抵抗、2型糖尿病、高脂血症等代谢紊乱性疾病关系密切,其主要特征为肝细胞大泡性脂肪变性伴肝细胞损伤和炎症,严重者可发展为肝硬化,可有食欲缺乏、乏力、水肿、肌肉萎缩、消化道出血及肝衰竭等表现。目前尚无特效治疗。

究竟是什么原因让非酒精性脂肪性肝病患者的数量像坐上了火箭一样飞速增长呢?

现代生活方式:脂肪肝的"温床"

随着时代的迅速发展,人们的生活节奏也变得越来越快,而这也恰恰是非酒精性脂肪性肝病的"温床"。想象一下,我们的日常生活是这样的:每天长时间坐在办公桌前,忙着处理无尽的电子邮件和报告,中午匆匆忙忙地啃几个汉堡,晚上加班到深夜,回到家又点了一份外卖比萨当夜宵。久坐和缺乏运动不仅会让我们的腰围不断增长,还让脂肪肝有了"可乘之机"。运动缺乏、饮食不健康[如摄入过多高热量和(或)高糖分的食物],都易导致脂肪肝。这些因素作用在一起,为肝脏铺上了一层厚厚的脂肪"地毯",使得肝脏无法正常工作。

肥胖:脂肪肝的头号"罪犯"

说到脂肪肝的罪魁祸首,肥胖绝对是头号"罪犯"。肥胖和非酒精性脂肪性肝病之间有着千丝万缕的联系。脂肪不仅喜欢在腰间、大腿上"安营扎寨",还喜欢在肝脏里"落地生根",无疑加重了肝脏的负担。

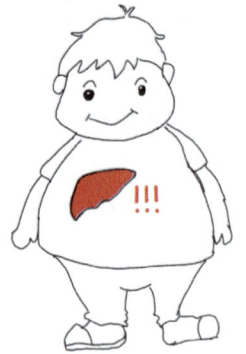

肥胖导致脂肪在肝脏内堆积,从而引发一系列健康问题,包括胰岛素抵抗、高血压和糖尿病等。这些问题又进一步加剧了脂肪肝的病情,形成了一个恶性循环,最终导致肝硬化,甚至是肝癌。这简直就是脂肪肝的"连环套",让人防不胜防。

饮食习惯：脂肪肝的幕后"推手"

随着物质生活水平的提高，人们对美食的追求也越来越高，这些美食往往让人欲罢不能，如油炸食品、碳酸饮料等。人们从这些美食中获得了极大的满足，但同时也摄入了大量的热量和糖分，过多的热量和糖分会被转化为脂肪，储存在肝脏之中，久而久之，脂肪肝就这样悄无声息地形成了。

遗传因素：脂肪肝的"内应"

除了外部因素，遗传也是不可忽视的因素。研究发现一些人天生就比别人更容易患上脂肪肝，这些"幸运儿"的肝脏在面对脂肪时，仿佛是一块吸脂海绵，哪怕吃少量的高热量食物，脂肪也会迅速积累起来。这种基因上的差异，使得一些人即使严格控制饮食和体重，依然难逃脂肪肝的"魔爪"。简直是天生自带"脂肪吸引力"，让人无奈又无助。

糖尿病和代谢综合征：脂肪肝的"狐朋狗友"

糖尿病和代谢综合征是脂肪肝的"狐朋狗友"，前两者常常分别与后者一同出现，甚至三者一同出现，相互"扶持"。糖尿病患者由于胰岛素抵抗，体内的糖分无法被有效利用，导致脂肪堆积在肝脏中形成脂肪肝。代谢综合征患者则是由于高血压、高血糖、高血脂等问题的集合，进一步恶化了患者脂肪肝的情况。

环境因素：脂肪肝的潜在"推手"

别以为只有饮食习惯不良和缺乏运动才会导致脂肪肝，其实我们所处的环境也可能是脂肪肝的一个潜在"推手"。现代社会中，空气污染、农药残留等环境问题，都可能对肝脏健康产生影响。这些环境毒素进入体内后，会增加肝脏的解毒负担，导致肝功能受损，进而促进脂肪肝的形成。简直就是"敌暗我明"，让人防不胜防。

2. 非酒精性脂肪性肝病的症状

与酒精性脂肪肝相似，非酒精性脂肪性肝病同样会对我们的身体造成许多损伤，即便是早期非酒精性脂肪性肝病，也会有许多症状。

◆ **疲劳和乏力** 即使是轻微的脂肪肝，也可能会导致我们的身体能量水平下降，很多患者会感到不明原因的疲劳和乏力。这种疲劳通常是持续性的，并且不容易通过休息和睡眠缓解。

◆ **腹部不适** 一些脂肪肝患者会感到右上腹部有隐隐的疼痛或不适感。这种疼痛可能是受脂肪所累的肝脏增大，压迫周围的血管神经导致的。

◆ **食欲不振** 早期脂肪肝患者可能会出现食欲不振和体重不明原因的下降，这是因为肝功能受损导致消化不良和营养吸收不良。

◆ **皮肤和巩膜发黄** 该症状虽然不如其他症状常见，但在一些情况下，脂肪肝会导致黄疸，即皮肤和巩膜发黄。这是因为肝脏负担过重，无法有效处理胆红素，导致胆红素在体内积聚，进而皮肤和巩膜出现黄染。

◆ **精神和情绪变化** 脂肪肝对身体整体健康的影响可能会导

致患者情绪波动、注意力不集中和记忆力下降。一些患者可能会感到抑郁和焦虑。

如果发现自己身上出现以上几种征象，可千万不要掉以轻心，说不定这就是肝脏在对你发出信号，及时前往医院进行检查才能让我们的肝脏免受疾病的干扰。

3. 制订有效的肝脏"瘦身"计划，重拾健康之路

同酒精性脂肪肝一样，多数非酒精性脂肪性肝病患者处于单纯性脂肪肝阶段，但若病情进展便会向肝炎、肝硬化，甚至肝癌发展。庆幸的是，非酒精性脂肪性肝病是一种可逆的病理变化，若加以控制则能逆转病情，使肝脏恢复正常。那么该如何控制呢？

第一招：食物大变身

"告别"油腻，"拥抱"清淡，多吃蔬菜，少吃垃圾食品。肝脏最怕的就是高脂肪、高糖分的食物（如炸鸡、薯条、奶油蛋糕等），所以，想要给肝脏"瘦身"，首先就要告别这些"油腻腻的家伙"，转变为摄入低糖、低脂、富含优质蛋白和膳食纤维的食物，给我们的肝脏减轻负担。

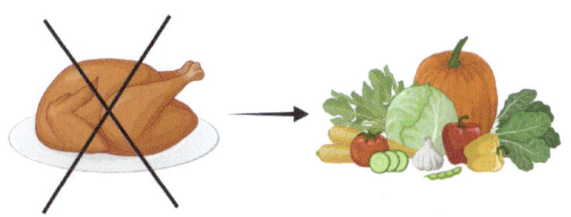

第二招：运动大作战

当肚子上的"游泳圈"越来越大、脂肪肝问题日益严重时，我们就该知道，是时候给自己的"胖肝"减减肥了，而减肥的关键就在于运动。每天进行适量的体育锻炼（如游泳、慢跑等有氧运动）可以很好地加快肝脏代谢，促进脂肪消耗，给肝脏减负。

这里需要指出的是，如果脂肪肝处于肝脏炎症活动期，如转氨酶重度升高，合并全身疲乏无力、黄疸等症状，则千万不要剧烈活动，因为此时肝脏需要休息。

第三招：血糖、血脂大作战

糖尿病和高血脂的朋友们还需要额外注意，一定要遵医嘱控制好血糖和血脂，这可是保护肝脏的重要一步！糖尿病患者由于血糖过高，容易出现胰岛素抵抗现象，使体内产生的胰岛素效果变差，从而引发脂肪肝；而高血脂患者体内的血脂代谢也常出现问题，导致脂肪在肝脏中堆积，从而出现身体不适。如果患有这些疾病，务必要按时吃药、定期监测血糖及血脂。

第四招：辅助药物治疗

除了平时生活习惯上的改变，一些辅助药物也能有效应对非酒精性脂肪性肝病，如临床上常用的保肝药物水飞蓟素、双环醇等都能起到保护肝细胞、抗氧化、抗炎，甚至抗肝纤维化的作用；奥利司他之类的减肥药物也能在一定程度上辅助我们减重，进而有效为肝脏减负。需要注意的是，这些药物都需要在医生指导下使用，以免其造成的不良反应危害身体健康。

第六节　自身免疫性肝病：肝脏自卫免疫的"叛军"

长久以来，病毒、药物、酒精等常见肝炎病因已被大众所熟知，但是谈到自身免疫性肝病，很多人可能并不了解。自身免疫性肝病不像病毒性肝炎、药物性肝损伤和脂肪肝那么常见，然而近年来其患病率却逐渐升高，成为非传染性肝病的重要组成部分。那什么是自身免疫性肝病呢？我们一起来了解一下！

1. 自身免疫系统的过度"亢奋"

正常生理情况下，人体免疫系统会对外来入侵物（如细菌、病毒等）进行攻击，这种免疫防御能够全天候地保护我们的健康。然而，免疫系统过度"亢奋"也不是好事，它会错误地将人体自身细胞视为外来入侵者进行攻击，从而引起长期炎症反应和器官损伤。当过激的免疫系统攻击我们的肝细胞时便产生了自身免疫性肝病，医学上定义为由机体异常的免疫系统攻击自身肝脏引起的以肝组织损伤和功能异常为主要表现的一类自身免疫性疾病。

我们都知道肝脏内主要是肝细胞和胆管细胞，因此自身免疫系统攻击的"靶点"自然就是这两类，攻击肝细胞产生的炎症就叫自身免疫性肝炎（autoimmune hepatitis，AIH），攻击肝脏内的小胆管细胞产生的炎症就叫原发性胆汁性胆管炎（primary biliary cholangitis，PBC），攻击大胆管细胞产生的炎症就叫原发性硬化性胆管炎（primary sclerosing cholangitis，PSC）。以上自身免疫性肝病还有个重要特征,那就是好发于中老年女性。如果家里的妈妈、外婆、奶奶出现了不明原因的肝炎,一定要及时带她们到专科医院就诊,排除自身免疫性肝病,否则这个病后期极有可能往肝硬化方向发展。

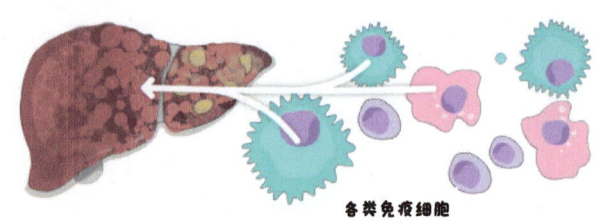

各类免疫细胞

2. 肝脏的"叛徒":自身免疫性肝炎

自身免疫性肝炎:身体的"误会"

自身免疫性肝病的3种类型中,最常见的就是自身免疫性肝炎。它是指免疫系统的"战士们"错误地将肝细胞视为外来入侵者,身体内一些"不听话"的免疫细胞,如T细胞就会向肝细胞发起进攻,引起肝细胞炎症,从而导致肝组织受损。

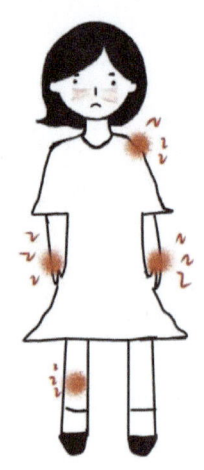

流行病学调查数据显示,自身免疫性肝炎好发于40岁以上(多在55岁左右)女性,男女比例为1∶5,亚太地区的患病率为(4~24.5)/10万。虽然自身免疫性肝炎是一种较罕见的疾病,其发病率远赶不上病毒、药物、酒精等导致的肝炎,然而随着自身免疫性

疾病的增多，该病女性患者也越来越多，并且这些患者多就诊于风湿免疫科。如果不及时治疗和控制，随着时间的推移，自身免疫性肝炎最后会发展为肝硬化，甚至是肝衰竭。

自身免疫性肝炎的"求救信号"

自身免疫性肝炎患者早期通常是体检时发现转氨酶升高，此时患者还不会有明显的肝炎症状，等到肝功能受损逐渐加重，转氨酶升高到正常值的 5～10 倍，甚至出现胆红素升高，则会出现明显的肝炎症状，如疲劳无力、食欲减退、肝脏区域不适或疼痛及黄疸（皮肤和巩膜发黄）。还有一些患者因为同时合并自身免疫性疾病，如风湿性关节炎、干燥综合征，所以经常会伴有关节肿痛或者关节炎的表现。若这些症状加重则会严重影响患者的生活质量和日常活动。

诊断自身免疫性肝炎：医生的"侦探游戏"

自身免疫性肝炎的诊断并不像前面叙述的病毒性肝炎一样，存在特异性的病毒标志物能帮助确诊。它的诊断是一个综合，甚至复杂的过程，常需要肝病科、病理科、风湿免疫科等多学科共同完成。原因就在于自身免疫性肝炎时常合并全身其他免疫系统性疾病，导致自身抗体大多缺乏特异性，因此诊断需要依据临床表现、实验室检查和肝脏穿刺病理检查的综合特征。

◆ **自身免疫性抗体** 免疫学检查是诊断自身免疫性肝炎的"一把利器"，免疫系统攻击正常细胞时会产生一系列自身抗体，如抗核抗体、抗平滑肌抗体、抗肝肾微粒体抗体和抗肝细胞溶质抗原 1 型抗体等，若这些抗体阳性，则有助于支持自身免疫性肝炎的诊断。

◆ **血清免疫球蛋白** 血清中的免疫球蛋白，尤其是 IgG 水平升高是自身免疫性肝炎的一个特征性改变。若其升高明显，同样支持自身免疫性肝炎的诊断。

◆ **肝组织学检查** 肝脏穿刺活检是从患者肝脏中取出一小条肝组织，放在显微镜下观察，是目前为止对肝脏最直观的一种观察方式。尤其是自身免疫性肝炎有其独特的病理特点，如界面性肝炎、玫瑰花样结节，不仅可帮助确诊，还能直接评估肝脏受到炎症"折磨"的程度、有无纤维化，以及可能存在的其他病变等。而如何进行肝脏穿刺活检，在第一章第二节中进行了详细阐述。

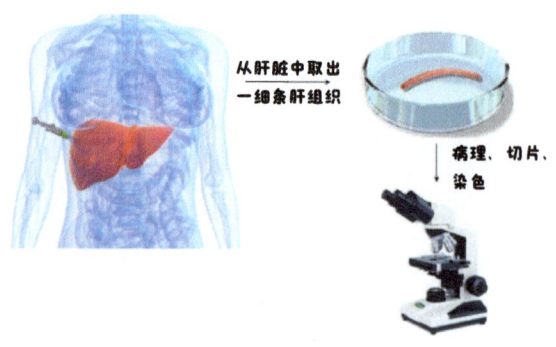

肝脏穿刺活检流程

◆ **影像学检查** 肝脏超声、CT 和 MRI 检查可以评估肝脏的形态和结构，以排除其他肝脏病变。

打击"内敌"大作战

自身免疫性肝炎如果不进行干预治疗，会迅速发展为肝硬化或肝衰竭。所以确诊后需要尽快治疗，治疗的方法就是调节免疫，也就是抑制过度"亢奋"的免疫系统，让它"安静"一些，目前一线治疗方法是采用激素联合硫唑嘌呤。

◆ **"万能"的激素**　说起激素，无人不晓，它是医药界的"万能钥匙"，是一位包治百病的"全才"，能够在身体的"舞台"上大显身手：抗炎、抗过敏、调节代谢、影响水盐平衡、影响情绪和认知功能……不仅如此，激素在抑制免疫系统的"战场"上也发挥了巨大作用。它能够抑制过度活跃的免疫细胞，像个"和事佬"，告诉过激的免疫细胞："别再打了，我们是朋友！"让它们冷静下来，以停止不必要的"内战"！

激素家族有很多成员，如泼尼松、甲泼尼龙、皮质醇、氢化可的松、地塞米松等。在自身免疫性肝炎的治疗中，最常用的便是泼尼松。泼尼松就像是肝脏的"超级保镖"，总是第一个冲上前线，拎着"灭火器"，把那些过激的免疫细胞劝退；它还能迅速减少炎症小分子的产生，像个机灵的"调解员"，让肝脏恢复平静，阻止了"肝炎派对"的继续举行。当然，是药三分毒，尤其是长期甚至终身服用激素时必然会出现一系列不良反应，而且会影响全身，如神经精神系统、骨骼系统、内分泌系统等。

◆ **免疫拯救者——硫唑嘌呤**　为了缓解终身服用激素导致的不良反应，我们的救星"硫唑嘌呤"出现了，它是一种免疫抑制剂。在长期使用激素出现不良反应后，为了维持治疗，应终身服用硫唑嘌呤，其不良反应主要表现为恶心、呕吐、皮疹、骨髓抑制等。

◆ **备用利器——二线治疗药物**　如果患者对激素和硫唑嘌呤的不良反应都不耐受怎么办？别急，我们还有二线治疗药物吗替麦考酚酯、他克莫司等,临床中使用较多的是前者。倘若对二线治疗药物也不应答,也可以用三线药物,如西罗莫司、英夫利昔单抗等。可见医学家对这种疾病的重视,他们锲而不舍地研发新药,希望通过免疫调节之"舟",将自身免疫性肝炎患者载向"希望的彼岸"。相信如丙型肝炎一样,终有一日自身免疫性肝炎也能被攻克!

3. 沉默的胆管"杀手":原发性胆汁性胆管炎

我们知道肝脏实质细胞主要有肝细胞和胆管细胞,而自身免疫系统攻击肝细胞时导致自身免疫性肝炎,那么攻击胆管细胞会导致什么疾病呢?接下来我们就介绍自身免疫性肝病家族的另一位重量级成员——原发性胆汁性胆管炎,该病以前被称为"原发性胆汁性肝硬化",但不是每位患者都会进展为肝硬化,所以后来改名了。

胆管与胆汁:消化界的"最佳搭档"

我们知道,肝脏除了发挥代谢、解毒、凝血、免疫等生理功能,还有一个重要的作用——分泌胆汁。胆汁有助于物质的消化和吸收。把肝脏比作一个忙碌的厨房,里面的厨师(肝细胞)不停地调配一种重要的调料——胆汁,这种调料主要用于帮助消化脂肪;肝内胆管则是这间厨房里的输送管道,负责将新鲜的胆汁从肝脏送到胆囊;胆囊就像一个调料罐,专门储存和浓缩这些胆汁。当

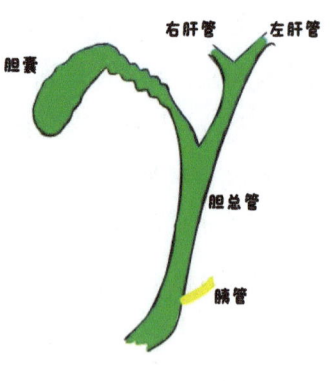

我们吃东西，特别是吃高脂肪的食物时，胆囊会感受到这个信号，迅速收缩，将胆汁通过胆囊管释放到小肠。这时，胆汁就像是调料，被撒在美食上以使这些营养成分更容易被我们的身体吸收。

原发性胆汁性胆管炎：肝脏的"不速之客"

原发性胆汁性胆管炎从字面上看，是一种胆管的炎症，这种炎症会引起胆汁排泄不畅通。医学上定义为一种以自身免疫介导的小胆管破坏为特征的慢性胆汁淤积性疾病。肝内的小胆管是胆汁流出的必经之路，当自身免疫系统失控时，它们会被误认为是"攻击目标"，从而引起胆管的炎症，并且这种炎症是不可逆的，最后胆汁排出受阻并在肝脏中积聚，出现一系列肝损伤症状。

近年来，原发性胆汁性胆管炎的发病率呈现逐年上升趋势，全球年患病率为（1.91～40.2）/10万。虽然它不像病毒性肝炎那样常见，但由于疾病晚期常常进展为肝硬化，所以早期诊断就显得尤其重要了。

原发性胆汁性胆管炎的"呐喊"

原发性胆汁性胆管炎的临床表现多种多样，患者早期甚至没有明显不适，仅仅是体检时发现碱性磷酸酶升高。随着疾病的进展，部分患者会感觉到乏力和皮肤瘙痒，甚至出现全身皮肤、巩膜黄染；当疾病进展到肝硬化阶段，则出现腹水、脚水肿等表现。

除此之外，胆汁排泄障碍也会影响营养物质的消化和吸收，表现为食欲不振、消化不良、恶心、呕吐等，后期还可能出现代谢性骨病。部分患者可能会出现强烈的皮肤瘙痒感。倘若合并干燥综合征、风湿性关节炎等自身免疫性疾病，则会出现眼睛和口腔的干涩感、关节或肌肉疼痛、甲状腺功能异常、皮肤色素沉着等。

特异性指标：揭晓"病魔身份"

原发性胆汁性胆管炎的诊断主要依靠肝功能和免疫学检查。由于是胆管损伤，肝功能指标中出现明显异常的自然就是碱性磷酸酶（ALP）和 γ- 谷氨酰转移酶（GGT）。因此，当你家中的妈妈、外婆等中老年女性在体检时发现 ALP 明显升高，但又不是脂肪肝，也没有其他肝病原因时，务必及时带她们去肝病专科排除原发性胆汁性胆管炎。

除肝功能检查指标外，免疫学检查中有一个重要的抗体——抗线粒体抗体（anti-mitochondrial antibody，AMA），它是诊断原发性胆汁性胆管炎的特异性标志物。AMA 就像是一个侦探，当免疫系统误认为线粒体是"敌人"并开始攻击时，AMA 就会立刻发出"警报"。当 AMA 阴性时，可以检查抗 SP100 抗体和 GP210 抗体，若结果为阳性，诊断为原发性胆汁性胆管炎的特异度则高达 97% 以上。

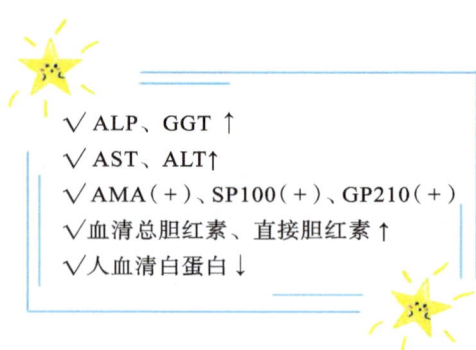

√ ALP、GGT ↑
√ AST、ALT↑
√ AMA（+）、SP100（+）、GP210（+）
√ 血清总胆红素、直接胆红素 ↑
√ 人血清白蛋白 ↓

除以上肝功能检查指标和特异性抗体，肝脏穿刺活检也能为原发性胆汁性胆管炎提供诊断依据。显微镜下可以观察到肝内小胆管出现了炎症——医学上称为非化脓性破坏性炎症。要识别这种炎症仅靠病理医生的两只"鹰眼"是不够的，还需要临床医生提供患者的整体资料，若遇到疑难病例，则需要多学科共同应对。

对抗胆管"叛徒"的"战斗手册"

大家可能会有些害怕：原发性胆汁性胆管炎伤及了胆管"根本"，加上这种自身免疫性炎症的损伤几乎是不可逆的，不仅会进展为肝硬化，还会出现很多合并症、并发症。这种疾病对身体造成如此多伤害，会不会很严重呢？治疗起来会不会很困难呢？如何治疗呢？

放心！原发性胆汁性胆管炎还不至于是"不治之症"，控制它的进展是有特效药的——熊去氧胆酸（ursodeoxycholic acid，UDCA），它是目前国际上公认的治疗原发性胆汁性胆管炎的一线药物。UDCA能够促进胆汁流动，降低胆汁酸的毒性影响，改善肝功能；并且其不良反应较少，安全性较好，大多数患者对UDCA有良好的反应。而对于UDCA治疗效果不佳的患者，可以考虑二线治疗药物，包括奥贝胆酸（obeticholic acid，OCA）、贝特类药物（非诺贝特、苯扎贝特）、布地奈德等。

当原发性胆汁性胆管炎进展至肝硬化晚期时，会出现腹水、呕血、血便或肝昏迷等严重并发症，此时我们将生存的唯一希望寄托给肝移植了。虽然肝移植在普通老百姓眼中"遥不可及"，但是对于肝硬化晚期患者也没有其他特效治疗方法了。

科学家的最新研究发现，肠道菌群的代谢物可以缓解原发性胆汁性胆管炎症状，因此我们可以选择调控肠道菌群及其代谢产物来开拓治疗新思路，为患者的未来带去光明！

原发性胆汁性胆管炎治疗要点

1. 一线治疗：熊去氧胆酸。
2. 二线治疗：奥贝胆酸、贝特类药物（非诺贝特、苯扎贝特）、布地奈德。
3. 肝移植。
4. 肠道菌群代谢物。
5. 并发症处理：①皮肤瘙痒，用抗组胺药物、胆汁酸吸收阻断剂；②干眼症，用人工泪液；③骨质疏松，用双膦酸盐、维生素D、钙剂。

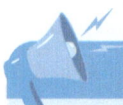

疾病小贴士

原发性胆汁性胆管炎 – 自身免疫性肝炎重叠综合征

当一个人同时或先后患上原发性胆汁性胆管炎和自身免疫性肝炎，则称为原发性胆汁性胆管炎 – 自身免疫性肝炎重叠综合征，简称：重叠综合征。其实这不难理解，毕竟自身免疫系统的攻击是全身性的，它能攻击肝细胞便也能攻击胆管，两个一起攻击，雪上加霜，就成了重叠综合征！有2%～19%的自身免疫性肝病患者会同时患这两种疾病，虽然概率不高，但也不能掉以轻心，因为一旦发生，其治疗会比单一疾病棘手得多。目前治疗采用的是同时运用免疫抑制剂联合熊去氧胆酸。

4. "僵硬"了的胆管：原发性硬化性胆管炎

认识了自身免疫性肝炎和原发性胆汁性胆管炎，我们现在来揭秘自身免疫性肝病家族的第三大成员——原发性硬化性胆管炎。它的名字和原发性胆汁性胆管炎相似，不少人会将这两种疾病混淆，两者表现出的症状都是胆汁排泄不畅、胆汁淤积相关。然而，两者最根本的区别在于原发性硬化性胆管炎主要伤及的是肝脏内外的中大型胆管，引起胆管变形、狭窄、形成瘢痕等，一般可以通过 MRI 进行识别。

原发性硬化性胆管炎的肝脏密码：身体的"警报系统"

原发性硬化性胆管炎临床表现多样，早期大多无症状，部分患者是体检时或因炎症性肠病进行肝功能筛查时才确诊。与自身免疫性肝炎和原发性胆汁性胆管炎症状类似，原发性硬化性胆管炎患者常常感到极度疲倦和体力不支，像是在做一个没完没了的任务，每天蔫蔫的；此外，由于胆管狭窄或阻塞，胆红素无法正常排出体外，便发生了黄疸；有的人会感到强烈的瘙痒，尤其是手掌和脚底的皮肤；有的还会反复出现胆管炎，表现为发热、寒战、右上腹疼痛；而且长期吸收和营养不良还会导致体重下降，演变为肝硬化后门静脉高压等症状；若是进展到肝衰竭的地步，患者会越来越"黄"，尿色深如浓茶水样，甚至凝血功能也发生严重障碍，出现呕血和血便。

需要警惕的"二次打击"

原发性硬化性胆管炎可以并发脂溶性维生素缺乏症、代谢性骨病等，还可伴有与免疫系统相关的疾病，如甲状腺炎、系统性红斑狼疮、风湿性关节炎等，这些疾病和原发性胆汁性胆管炎有非常高的重合度。不止如此，原发性硬化性胆管炎还是胆管癌的危险因素，也就是说原发性硬化性胆管炎患者更容易患胆管癌；合并溃疡性结肠炎（ulcerative colitis，UC）的患者患结直肠肿瘤的风险也会大大增加，以右半结肠癌更多见，可以出现不完全性肠梗阻等症状，因此需要更加重视这种疾病的诊断。

原发性硬化性胆管炎的"诊断之路"

针对原发性硬化性胆管炎，我们可以先进行血清学检查。肝功能检查中 ALP、ALT、总胆红素等指标会升高，但这些指标特异性不强；而免疫学检查中，自身免疫性肝炎和原发性胆汁性胆管炎都会产生特异性的自身抗体来帮助诊断。可是原发性硬化性胆管炎太狡猾了，它缺乏特异性的自身抗体，部分患者血清中可检测出多种抗体，包括抗核抗体、抗中性粒细胞胞质抗体（antineutrophil cytoplasmic antibody，ANCA）、抗平滑肌抗体、抗磷脂抗体等，但是这些抗体一般呈低滴度阳性，对原发性硬化性胆管炎的诊断没有特异性。连免疫学检查都对原发性硬化性胆管炎失去了判断力，那我们又该何去何从？

别慌，这时候就要唤出我们的"中坚力量"——影像学检查。原发性硬化性胆管炎的胆管会变得又窄又硬，像铅管一样缺乏弹性，严重的话胆管形状会像枯树枝，呈扭曲、变形状态。首先，利用腹部超声初步判断胆管是否变厚、狭窄，有无炎症，并排除结石；其次，磁共振胰胆管成像（magnetic resonance cholangiopancreatography，MRCP）能清晰展示胆管和肝脏的结构，非常适合用来诊断原发性硬化性胆管炎；最后，内镜逆行胰胆管造影（endoscopic retrograde cholangiopancreatography，ERCP）也是我们诊断原发性硬化性胆管炎的"得力干将"，它是一种更深入的检查，能直接观察胆管，不过这是一种有创检查，可能会带来一些风险，所以不建议常规使用。此外，由于原发性硬化性胆管炎和溃疡性结肠炎有密切关联，医生可能会建议做结肠镜检查来进一步了解情况；当然，肝脏穿刺活检也是能够为原发性硬化性胆管炎诊断提供依据的。

战胜原发性硬化性胆管炎的"勇者攻略"

治疗原发性硬化性胆管炎需要召集"队友"，一路配合"过关斩将"。首先，我们有熊去氧胆酸这位"胆汁护卫"，它能减少胆汁酸对肝脏的伤害，可一旦停药，肝脏可能会"闹小情绪"，这时需要布地奈德这位糖皮质激素"好搭档"出场，帮助稳定肝脏基本状况。其次，免疫抑制剂（如他克莫司、氨甲蝶呤）则是给肝脏穿上"防护服"，让免疫系统稍微冷静一下。还有，如果你有瘙痒得让人抓狂的感觉，考来烯胺和舍曲林会是你的"止痒小精灵"，让你不再像个抓狂的小猫。遇到胆管狭窄的情况，医生可以通过内镜下球囊扩张或短期支架置入来让胆汁排泄重新通畅。

当然，定期做影像学检查就像是给胆管做"健康管理"，因为原发性硬化性胆管炎患者有较高的胆管癌患病风险，早发现、早治疗最重要。而对于那些肝功能严重受损者或肝癌患者，肝移植就像是给他们换了一台全新的"肝脏跑车",让他们重拾生活的速度与激情!通过这些"管家式"的治疗,患者能更加轻松地管理病情,享受生活中的"小确幸"!

总之,自身免疫性肝病是一种与免疫系统共存的终身慢性疾病,我们要做好长期与之战斗的准备。只要积极面对、正规治疗、定期复查,大多数患者都能够有效控制病情,提升生活质量!

第七节 遗传代谢性肝病:肝病"继承者"

医学上有一类肝病,从出生起它们就和你"绑定"了,并且可能代代相传,这类肝病叫作"遗传代谢性肝病",是由基因缺陷导致代谢物质合成和分解障碍的一类疾病,它们病因复杂、种类繁多、临床表现多样。该类肝病虽然比较罕见,但在生活中也是存在的,并且会一代又一代"继承"下去,对整个家族的健康危害都很大;常见的有铜代谢障碍引起的肝豆状核变性、铁代谢障碍引起的遗传性血色病、胆红素代谢异常引起的吉尔伯特综合征……下面就让我们一起来了解下这一类肝病"继承者"!

1. 谈"铜"色变:肝豆状核变性

神秘的"藏铜大师"

肝豆状核变性又称为威尔逊病、Wilson病(WD),是在1912年由英国医生Wilson首次描述。这是一种常染色体隐性遗传病，例如，父亲携带一个致病基因、母亲携带一个致病基因，结合后生下的小孩有 1/4 的概率患上该病。肝豆状核变性的致病基因是 *ATP7B*，正是这种基因的先天缺陷，导致肝脏内编码铜代谢的酶缺乏。也就是说肝脏不能将过量的铜进行代谢和排泄，使得过量的铜堆积在肝脏、大脑、肾和眼角膜等器官，引发多脏器的损伤。

肝豆状核变性是一种罕见病，可以发生在任何年龄段，5～35 岁多发，但以儿童和青少年为主。研究表明全球 *ATP7B* 突变基因携带者的数量为 1/90，肝豆状核变性患病率为（0.25～4）/10 000。看到这些数据，你可能会说：这发病率也太低了吧，平均 10 000 人中才有 1 人患病，根本不值一提啊——倘若你这样想，就大错特错了！虽然肝豆状核变性是罕见病，可一旦发生，引发的却是对整个家族"绵延不断"的危害……

铜的正常代谢途径：平衡的"铜管乐队"

铜元素是人体中的一种微量元素，既然是"微量"，就代表体内含量较少，但是其作用却很大：铜元素能够促进人体的血液循环和血红蛋白生成。那么它是怎样在人体内"活动"的呢？

铜主要通过食物进入人体，富含铜的食物有肉类、海鲜、谷物、坚果和豆类等。铜就像一个调皮的小孩，先是到达胃肠道进入血液，然后穿过门静脉进入肝脏——在肝脏这个"大型工厂"中要经历"华丽"大变身，即在铜转运 ATP 酶的作用下变成铜蓝蛋白，然后由血液运往全身各处。而剩下没有"变身"的、多余的铜则会跑去胆道，进入胃肠道，最终以粪便的形式排出体外，极少部分的铜会跑去肾,通过尿液的形式排出。当然,如果铜过量,会对人体产生损伤,尤其是当铜堆积在人体各器官中之时。所以肝脏神奇地充当了一个"平衡"的代谢角色,维持铜在人体的水平均衡——"不多不少"!

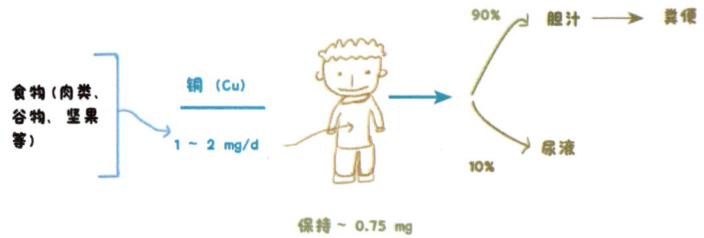

ATP7B 突变:与生俱来的"罪魁祸首"

在了解了铜的正常代谢后,你可能要发出疑问了:肝功能那么强大,不仅把铜变为铜蓝蛋白,而且还把多余的铜排泄出去,铜怎么还会沉积呢?——这就是问题的症结所在:肝是好的没错,但是肝里面的酶却"坏"了,甚至没有了,自然就无法处理铜了!

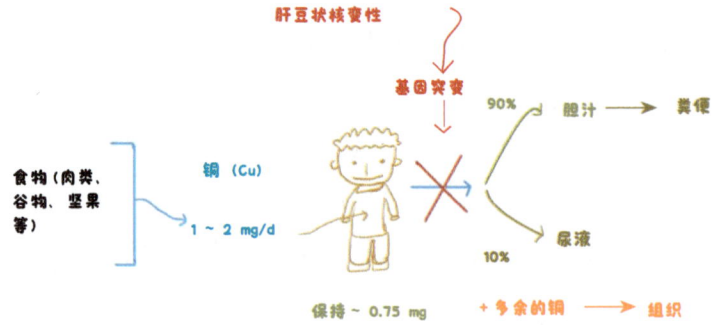

那到底是谁这么厉害，能引起转氨酶的缺陷呢？答案是基因突变。

对，"罪魁祸首"正是人体中发生了突变的 ATP7B 基因，导致无法编码铜转运 ATP 酶，酶"没"了，自然大量的铜就"堆积如山"了。过量的铜通过血液运输堆积在肝脏、大脑、肾、角膜、骨关节等组织，从而引起一系列的器官损伤。

肝豆状核变性的症状："伪装大师"

由于铜会堆积在肝脏、大脑、肾、关节等不同器官，所以引起的病变也不一样，主要为肝脏和神经系统病变。如果以肝脏症状为主，患者通常表现为肝炎，在后期会进展为肝硬化、肝衰竭，如腹水、黄疸、肝昏迷等。但是这种严重的肝病症状不会一下子表现出来，因为肝豆状核变性就像一个伪装大师，潜伏在肝脏里面，让病情进展非常缓慢，不会令患者中途显露出任何不适症状，而等到就诊时病情往往已经发展到肝硬化、肝衰竭阶段，其后果非常严重！

铜这位"调皮捣蛋鬼"不仅在肝脏中待着，还会在大脑的豆状核和尾状核里"安营扎寨"，引起一系列的神经系统症状，如肌张力障碍、手部运动性震颤、肢体僵硬、运动迟缓，精神方面还可能出现记忆力下降、情绪波动、抑郁，甚至精神错乱等。总之，患者就像一个被操控的木偶，仿佛被困在一个不受自己控制的身体里。

你以为铜只在肝脏和大脑里吗？那你就太小看它了！别忘了它是一个调皮的"小孩"，会在身体各处"串门"，如眼睛、肾脏。当"串门"到眼睛时就待在眼底不出来，形成一圈棕褐色环带——医学上称之为"K-F 环"，是肝豆状核变性典型特征之一，约 50% 的肝病表现患者会出现这个环，眼科医生在裂隙灯下可观察到。当铜"串门"到肾脏时会造成肾小管损伤，引起血尿和肾结石；沉积在骨骼会引起骨质疏松、自发性骨折、佝偻病等；如果沉积在皮肤还会导致色素沉着、皮肤变黑。对于儿童和青少年来说，还表现出发育迟缓、性早熟或青春期发育异常等。

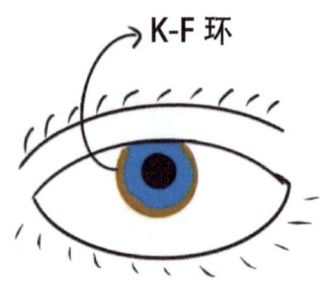

多管齐下，破解谜题

肝豆状核变性症状多样且不典型，尤其在早期可能没有明显表现，导致难以及时发现，所以在诊断时不能仅靠临床症状，需要结合多种辅助检查手段多管齐下。

◆ **肝功能检查** 是对于任何一种肝病最基础的检查，肝豆状核变性患者早期肝炎状态可表现为转氨酶轻度升高，等到了肝硬化时白蛋白水平重度低下，后期进展到肝衰竭时总胆红素水平甚至会高出正常人几十倍。

◆ **铜生化检查** 指标包括血清铜蓝蛋白、24 小时尿铜、血清铜。由于铜在肝脏内无法转化为铜蓝蛋白，所以血清铜蓝蛋白是明显下降的，其指标＜100 mg/L 强烈支持肝豆状核变性的诊断；大量的铜积累在血液中，所以血清铜水平升高，后经尿液排出后表现为 24 小时尿铜明显升高，当 24 小时尿铜＞600 μg 时，特异度高达 98.9%。

◆ **基因检测** 是"金标准"，只要检测到 *ATP7B* 基因的突变，就能 100%"扣上"肝豆状核变性的"帽子"，可见基因检测的重要性！此外，*ATP7B* 突变检测还可作为肝豆状核变性患者一级亲属的筛查方式。

◆ **影像学检查** 一是腹部超声，主要用于识别肝脏或肾的病变；二是颅脑 MRI 和 CT 检查，MRI 比 CT 的特异度更高，主要表现为对称性异常信号，累及基底节的豆状核和尾状核，并伴有不同程度的脑萎缩。这里需要指出的是，颅脑 MRI 检查出异常信号有时会早于神经精神症状，所以对诊断和排除其他神经系统疾病很有帮助。

◆ **眼科检查** 如前所述，K-F 环是肝豆状核变性典型的特征之一，如果裂隙灯下观察到眼底 K-F 环，则也可以确诊。

◆ **血液、尿液检查** 肝豆状核变性患者伴有脾功能亢进时会出现红细胞、白细胞和血小板下降；肾受损时可能会出现血尿、蛋白尿、肌酐增高。

◆ **肝脏穿刺活检** 如果经过以上血清铜检查、尿铜检查、影像学检查、基因检测等后能明确诊断，则不需要再进行肝脏穿刺活检，毕竟这是一个有创伤的检查。但倘若以上检查都不能明确诊断时，可以考虑进行肝脏穿刺活检及肝铜含量的测定。

和铜说"再见",告别铜的诱惑

首先,我们得跟铜说声"再见"。为了控制肝豆状核变性,第一步就是要实施低铜饮食,简单来说就是要把动物内脏、蘑菇、贝类、巧克力、干果等含铜量高的食物从你的菜单中剔除。不过肝豆状核变性的关键在于体内的铜排泄障碍,因此,较低的铜摄入量只能防止铜的重新积聚,要想清理那些体内已经积攒的铜,我们还得依赖药物!

驱铜药物主要有两类:铜螯合剂和锌剂。铜螯合剂,从字面上看就是"吸引"铜的药物,它们就像磁铁一样把铜离子螯合后驱赶出去,如 D-青霉胺、二巯基丙磺酸钠、二巯丁二酸等,这些药可是要终身服用的,并且 D-青霉胺需要

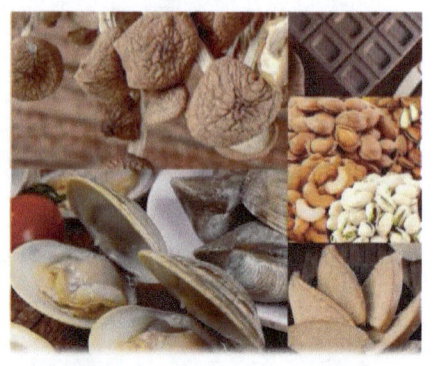

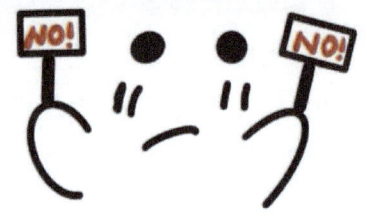

驱铜治疗小贴士

1. 增加尿铜排泄:铜螯合剂
(1) D-青霉胺。
(2) 二巯基丙磺酸钠。
(3) 二巯丁二酸。
(4) 曲恩汀。

2. 阻止铜吸收
(1) 锌剂:硫酸锌、葡萄糖酸锌。
(2) 四硫代钼酸铵、双胆碱四硫代钼酸盐。

像青霉素那样做皮试后才能使用。锌剂相对较温和,它能与肠黏膜的铜结合,从而阻止肠道的铜吸收入血,如硫酸锌、葡萄糖酸锌等。

2."铁"骨铮铮:遗传性血色病

了解了铜代谢障碍引起的肝豆状核变性,让我们来了解下铁代谢障碍引起的血色病,又叫"遗传性血色病"。它主要是由 *HFE* 基因突变导致铁代谢紊乱,从而使铁在体内过度积聚,是一种常染色体隐性遗传病,意思是需要从父母双方各继承一个突变的基因才会表现出该病。

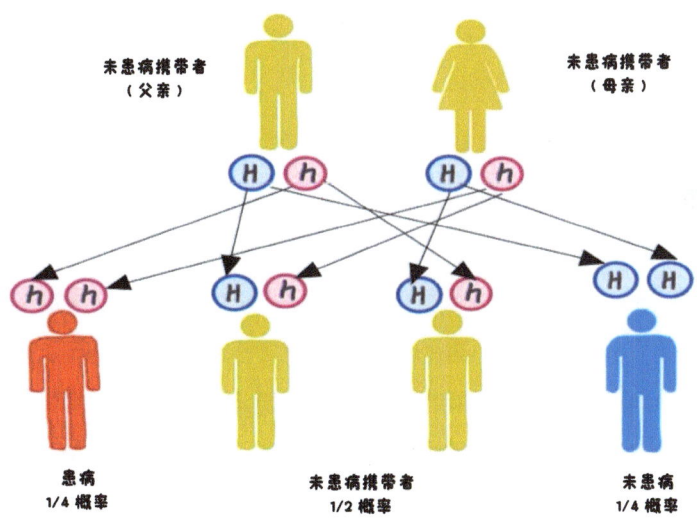

铁和血色病：命运交织的"铁链"

通常情况下，铁调素是一个超级厉害的"管家"，由肝脏生产，负责管理体内的铁。它的工作就是调节铁的吸收和释放，确保身体不缺铁，也不会过量，使体内的铁保持一个动态平衡。由于 HFE 基因突变，这位铁调素"管家"功能出现障碍，无法正常代谢铁，导致铁大量沉积在肝脏、心脏、胰腺和皮肤等器官，最终引发一系列的健康问题。

各个器官"锈迹斑斑"

我们来看下血色病是如何让人体各个器官"生锈"并且"锈迹斑斑"的。

◆ **肝脏** 可能变得像一颗大西瓜一样肿胀，到了晚期，肝脏可能会出现纤维化或硬化。

◆ **心脏** 亦会受累——心律失常频繁出现，尤其是室上性心律失常。若铁过载严重，心肌也可能变得疲惫不堪，出现铁过载性心肌病。

◆ **内分泌系统** 胰腺里的铁沉积可能会让内分泌系统感到"压力山大"，影响胰岛素的生产，导致 1 型糖尿病。而铁沉积在垂体前叶则可能使性激素的生产也不太稳定，下丘脑和垂体的信号传导频频出错，导致性欲减退，男性睾丸萎缩、第二性征消失，女性患者可能出现停经。

◆ **关节** 痛感会伴随着铁的负荷过重而来。特别是第二、第三掌指关节，握手时常常感到疼痛，还可能变得肿胀，慢慢发展成关节水肿，有时还出现软骨钙化，真是让人苦恼。

◆ **皮肤** 呈青灰色，像是被铁锈染上了色，尤其是在腋下、腹股沟、皮肤暴露部位，仿佛在告诉大家：看，我也是"铁人"！口腔内的颜色改变也同样引人注目。

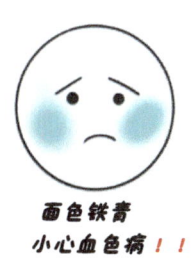

面色铁青
小心血色病！！

探寻血色病的"真相之旅"

血色病就像个"隐形杀手"，它的早期症状往往不明显，常有很多患者在身体组织严重受损后才被诊断出来。在病程晚期，如果进展为严重的肝硬化，可能会出现贫血、白细胞和血小板减少。这时我们需要排除一些其他可能导致铁负荷过重的情况，如镰状细胞贫血和地中海贫血。

● 在血常规检查中，你可能听说过"SF"这个词，它是"血清铁蛋白"的英文缩写。简单来说，SF是一种存储铁的蛋白，能告诉我们体内铁的储存情况。如果男性和绝经后的女性SF超过300 ng/mL，绝经前女性超过200 ng/mL，就可以怀疑是铁过载了。血清铁和转铁蛋白饱和度（transferrin saturation，TS）是我们要关注的另外2个指标，男性的TS超过50%，女性超过45%，这也提示可能存在铁过载。

● 肝功能检查中，由于肝脏受损，转氨酶会轻度升高。如果进展为肝硬化，遗传性血色病患者凝血功能会出现异常。

- CT 和 MRI 就像是医生的"侦探工具",能帮助查看肝脏和心脏有没有"藏着的"铁,同时还能检查有没有肝硬化、肝癌这些不速之客。
- 基因检测能帮助我们迅速识别出家族中的"铁匪"。具体来说,我们要检查 *HFE*、*HAMP*、*HJV*、*TFR2* 和 *SLC40A1* 这几个基因,看看它们有没有"调皮捣蛋"。
- 过去,肝脏穿刺活检是诊断遗传性血色病的"金标准",但如今随着大家对遗传性血色病认识的加深,基因检测和新型成像技术已经逐渐取代了它的重要地位。虽然肝脏穿刺活检不再是主角,但却能帮助我们识别其他可能导致铁过载的"犯罪嫌疑人",在评估肝纤维化方面也是个不错的选择。

斗智斗勇,打好"铁卫"之战

目前,还无法对遗传性血色病"斩草除根",需要长期治疗,常见方法包括放血治疗、铁螯合剂、饮食控制、器官支持疗法。

◆ **放血治疗** 通过定期放血来减少体内的铁含量,这是最常见的治疗方法。定期放血就像给身体做"铁减肥",每次大约 500 mL,每周 1 次或每 2 周 1 次把多余的铁一点点"送走"。达到初始治疗目标后,我们就把放血频率调整为每 2~3 个月 1 次,保持"铁控"状态。在放血过程中,医生会监测一些指标,如血红蛋白和血清铁蛋白水平。这种方法可以帮助患者降低肝硬化的患病风险,并改善肝脏和心脏功能。

◆ **铁螯合剂** 对于一些不适合放血的患者,可以考虑使用铁螯合剂(如去铁胺、去铁酮)以帮助清除体内的铁。

◆ **饮食控制** 避免摄入含铁量高的食物,如红肉类(猪、牛、羊肉)和海产品。此外,要避免饮酒,因为酒精会促进身体对铁的吸收,可能进一步加重肝脏问题。由于果汁中的维生素C会促进食物中铁的吸收,所以饮用鲜榨果汁时,最好在两餐之间。

◆ **器官支持疗法** 控制血糖也很重要,可以通过口服降糖药和注射胰岛素来实现;心脏病变可以按照常规方法治疗;内分泌腺功能不足的患者可以补充所需激素;如果关节出现问题,可以使用非甾体抗炎药缓解疼痛,情况严重时可能需要进行手术治疗;对于终末期肝硬化的患者,可以考虑进行肝移植,但必须先进行放血治疗,否则肝移植后仍然会再次出现肝病。

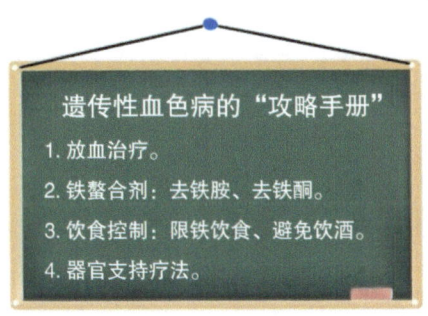

遗传性血色病的"攻略手册"
1. 放血治疗。
2. 铁螯合剂:去铁胺、去铁酮。
3. 饮食控制:限铁饮食、避免饮酒。
4. 器官支持疗法。

3. 其他遗传代谢性肝病

遗传代谢性肝病是一个大家族,这个家族可以分为3支:以肝细胞损伤为主型、以高胆红素血症为主型、以胆汁淤积为主型。前面介绍的肝豆状核变性和遗传性血色病都是以肝细胞损伤为主,接下来我们了解下以高胆红素血症和胆汁淤积为主型的遗传代谢性肝病!

解密肝脏疾病

黄疸的"继承者"

遗传性高胆红素血症是一类常染色体遗传病，由于某个基因缺陷导致胆红素代谢出现"罢工"，结果是胆红素水平就像坐了过山车一样，疯狂飙升！我们知道胆红素其实是分为直接胆红素和间接胆红素两种，所以遗传性高胆红素血症自然也分为这两种。

◆ **遗传性高直接胆红素血症** 包括杜宾－约翰逊综合征（Dubin-Johnson syndrome，DJS）和罗托综合征（Rotor syndrome，RS），前者是体内 *ABCC2* 基因突变所致，后者则是 *SLCO1B* 基因发生了突变，发病机制都是直接胆红素向毛细胆管排泄障碍。杜宾－约翰逊综合征有个特征，那就是肝脏呈黑色或墨绿色，肝组织常呈墨褐色或墨绿色线条样，而罗托综合征的肝组织则大体正常。虽然这"两兄弟"是遗传病，好在都是良性的，一般不会发展为肝纤维化和肝硬化，不需要特殊治疗，但需要注意的是要尽量避免摄入对肝脏有损伤的药物加重肝损伤。

◆ **遗传性高间接胆红素血症** 包括吉尔伯特综合征（Gilbert syndrome，GS）和克－纳综合征（Crigler-Najjar syndrome，CNS），这两种疾病都是由于 *UGT1A1* 基因突变，导致肝脏无法将间接胆红素转化成直接胆红素，从而引起间接胆红素升高。不同之处在于吉尔伯特综合征是"温和派"，间接胆红素轻度升高，整个总胆红素水平不会超过 100 μmol/L，自然不会引起患者太大的不适，更不会发展为肝纤维化、肝硬化。然而，克－纳综合征就不一样了，它分为Ⅰ型和Ⅱ型，这两个类型所表现出的黄疸值都比正常高十几倍。庆幸的是Ⅱ型克－纳综合征还算有"良心"，应用苯巴比妥和光照疗法后黄疸会下降，预后良好。然而，Ⅰ型克－纳综合征却是个十恶不赦的"坏人"，它会引起胆红素迅速升高，常常是正常值的 20 倍以上，还合并胆红素脑病，患儿刚出生就需要进行血浆置换和光照治疗以缓解黄疸，并且治疗效果和预后都非常差，等到了终末期也就只能进行肝移植了，有的患儿甚至没等到肝移植就在 2 岁内死于核黄疸了……这么凶险的疾病，好在是十分罕见的，但也需要引起格外的重视！

胆汁的"困境"

如果把胆汁比作一辆车，那肝脏就是一个繁忙的十字路口，胆汁本应该通行无阻，却在肝脏里"塞车"，结果引发一系列麻烦。

◆ **家族性肝内胆汁淤积症**（familial intrahepatic cholestasis，FIC）也是常染色体隐性遗传病，其突变基因包括 *ATP8B1*（FIC1型）、*ABCB11*（FIC2 型）、*ABCB4*（FIC3 型）、*TJP2*（FIC4 型）、*NR1H4*（FIC5 型）、*MYO5B*（FIC6 型）及 *USP53*。这些家伙通常在患者新生儿期就开始"发威"，让血中胆红素和胆汁酸水平飙升，瘙痒和黄疸成了它们的"标志性"症状。值得一提的是，FIC3 型患者的 GGT 升高，而 FIC1 型、FIC2 型、FIC4 型、FIC5 型和 FIC6 型以低 GGT 为特征。基因检测是诊断的"金标准"。目前对家族性肝内胆汁淤积症的治疗没有特效药，主要依靠熊去氧胆酸和胆汁酸肝肠循环阻断剂控制病情，还可以补充中链甘油三酯和脂溶性维生素，这真是一场需要"多管齐下"的对抗！

◆ **Alagille 综合征** 是一种罕见的常染色体显性遗传病，通常由 *JAG1* 或 *NOTCH2* 基因突变引发，导致小叶间胆管减少、胆汁

解密肝脏疾病

淤积、瘙痒，肝外脏器（心血管、眼睛、骨骼、颜面等）也可受到影响。如今，Alagille 综合征的治疗方法仍显得有些"捉襟见肘"，和家族性肝内胆汁淤积症相似，治疗药物包括熊去氧胆酸、胆汁酸肝肠循环阻断剂和脂溶性维生素。

◆ **囊性纤维化相关肝病（cystic fibrosis associated liver disease，CFLD）** 是由 CFTR 基因突变引起的一种常染色体隐性遗传病，还是囊性纤维化患者的"终极敌人"。由于肝病进展得"悄无声息"，等症状出现时往往已经是终末期肝病了。囊性纤维化相关肝病表现为肝功能指标异常、肝大，甚至出现囊肿或纤维化结构。目前还没有非常明确的诊断标准，需要肝病科、消化科、影像科等多方专家协力合作。虽然熊去氧胆酸治疗可以减轻症状，但它并不是万能药，最终可能还得考虑肝移植。

总之，遗传代谢性肝病就像基因埋下的"定时炸弹"，给不少家庭带来了麻烦。不过别担心！早发现、早干预，再加上量身定制的治疗方案，患者们完全可以管理自己的病情，提高生活质量。希望这一节内容能让大家对遗传代谢性肝病有更深入的了解。让我们一起关注健康，积极参与治疗和管理，在医生的指导下，打好这场保卫健康之战！

第八节 肝脏的"变身秀"：肝硬化

肝硬化是我们在日常生活中经常听到的一种慢性肝病，谈起肝硬化，大家可能有点害怕，脑海里跳出来的就是腹水和脚肿，哪怕经过了反复治疗仍始终是"一肚子坏水"——没错，这就是肝硬化，肝炎的终末期阶段，严重的话还会发展为肝癌！根据全球疾病负担数据库报道，2019年全球新发肝硬化患者数为210万，总患病人数达16.91亿，近150万人因此死亡；而中国新发肝硬化人数有40万余，死亡人数15万余。可见肝硬化给人类带来了多大的危害，接下来就带大家一起去认识下这种"坚硬"的肝病！

1. 肝硬化是怎么形成的

"天生柔软"的肝脏怎么就硬化了？

肝脏，英文"liver"，是人体最重要的消化器官。新鲜的猪肝红色、鲜亮、柔软，开水稍微烫一下或者下锅翻炒后，马上会变色、变硬。在人体中，攻击肝脏的因素可不是开水这种单纯的物理刺激。前文提及的病毒、药物、矿物质（铜、铁）、酒精、脂肪、自身免疫炎症反应，都会针对肝细胞展开攻击，甚至可能协同攻击。

结果可想而知，在这样的攻击下，本来柔软的肝脏先是"千疮百孔"（正常肝细胞大量受损、坏死），后来"疙疙瘩瘩"（修复的纤维细胞产生、增生、硬化），久经风霜后变得硬化！肝硬化是肝脏疾病的终末状态，不可逆转。

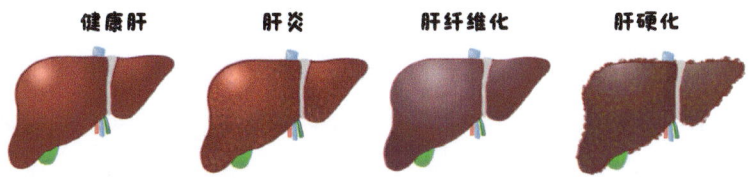

一步步走向肝硬化的"深渊"

当各类原因引起肝损伤、肝炎时，如病毒、酒精、药物、自身免疫反应、遗传等，肝脏会自发启动修复反应，产生大量的瘢痕组织，呈现进行性、弥漫性、纤维性改变。形成肝硬化主要经历以下阶段。

◆ **肝细胞变性坏死** 当肝脏受到攻击后最先发生的是炎症变化，大量肝细胞"发炎"导致肝细胞失去了原有的形态，如水肿、死亡。

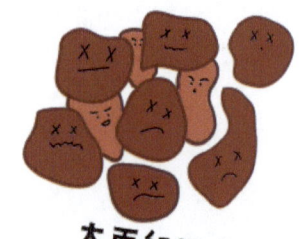

大面积死亡

◆ **肝细胞异常再生** 我们知道肝脏是一个具有强大修复能力的器官，当持续有肝细胞"发炎"、水肿、死亡时，肝脏就自发再生出许多"新鲜"的肝细胞。

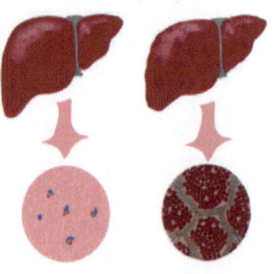

◆ **肝纤维组织增生** 当持续存在炎症时，肝脏会产生瘢痕组织进行修复，就像人体皮肤受伤流血了，过几天就结痂了。大量的瘢痕组织出现在肝脏中，就形成医学上所谓的"纤维组织"，也就是肝纤维化。

◆ **假小叶形成** 正常的肝小叶结构被破坏，广泛的纤维组织将再生的肝细胞包绕成大小不等的肝细胞团，这种肝细胞团就叫假小叶，是诊断肝硬化的"金标准"！当在显微镜下观察到病理切片中出现了假小叶，便宣告了肝硬化诊断成立，它就是肝硬化的"判官"！

"肝小叶"小知识

我们可以把肝脏看作一个城，那么肝小叶就是城里的村落，肝细胞就是村落中一个个住户，而穿行于其中的血管就是河道，运输着漂浮在其中的血细胞，而血窦就是小池塘，可以起到存储血液的作用。那么整个肝小叶村落的主要业务就是运输和存储血液，并对其进行加工和代谢。为了保证其功能的正常运行，整个村落各司其职、各尽其力，"河道""池塘"一直都很干净。

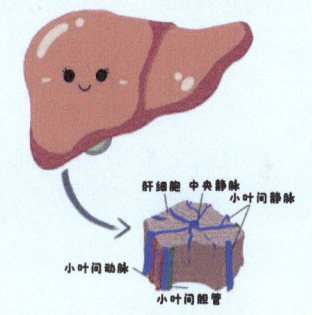

2. 肝硬化会出现哪些症状

日常生活中，只要我们听到腹水，就容易想到肝硬化，因为肝硬化和腹水就像孪生兄弟一样，如影随形。但是肝硬化不仅仅是只有腹水，它还会出现很多其他症状，倘若能根据这些症状提前发现并判断肝硬化、及早治疗，对病情的控制是很有帮助的！那么肝硬化会出现哪些症状呢？

"恍恍惚惚"的精神

◆ **莫名感觉比较疲劳** 肝硬化患者一般表现为长期食欲不振，饭量减小，此时人体通过食物摄入的能量减少，严重时无法满足自身活动的营养需求，并且由于肝结构异常，其代谢三大营养物质的能力随之减弱，出现代谢障碍，导致能量产生不足，综上，人体就会有疲惫感。

◆ **入睡困难，有时候精神还会有点恍惚（毒素蓄积）** 肝脏的解毒、代谢能力降低，导致肝脏原本可以代谢掉的激素无法代谢，引起激素的异常增高，从而刺激神经系统兴奋，出现失眠、暴躁易怒甚至精神症状。严重时，积存在血液中的毒素（血氨）损伤脑细胞诱发肝性脑病，使人精神恍惚、意识模糊。

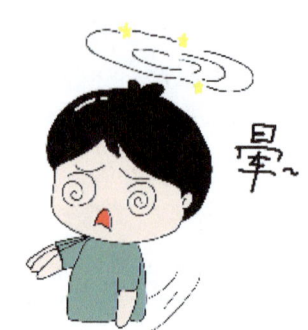

"色彩斑斓"的皮肤

◆ **身上出现淤点淤斑、刷牙易出血（凝血功能障碍）** 淤点淤斑是一种皮下出血的现象，通常大小不一，呈现紫红色；比较小的类似出血点或血淤点，直径大的则呈斑片状，代表患者凝血功能差。肝硬化时，肝脏合成的凝血因子减少，皮下可形成点状或斑片状的出血灶，甚至刷牙时还会有牙龈渗血或出血的情况，患者一开始总会误以为是牙龈疾病。

莫名变成的"胖子"

◆ **腹部和腿肿胀（白蛋白合成不足）** 白蛋白有个重要的作用，就是维持血管内的胶体渗透压，当肝硬化时白蛋白合成显著减少，血管内的胶体渗透压下降，导致血管内的水向胶体渗透压高的组织、腹腔等第三间隙中渗透，从而引起大量腹水和双下肢水肿。因此，我们在医院中常会看到患者的肚子很大，肿得就像青蛙的肚皮，甚至两条腿也是肿的，尤其以脚背、脚踝和小腿最为明显，用手轻轻一按压，就形成一个个"坑"。

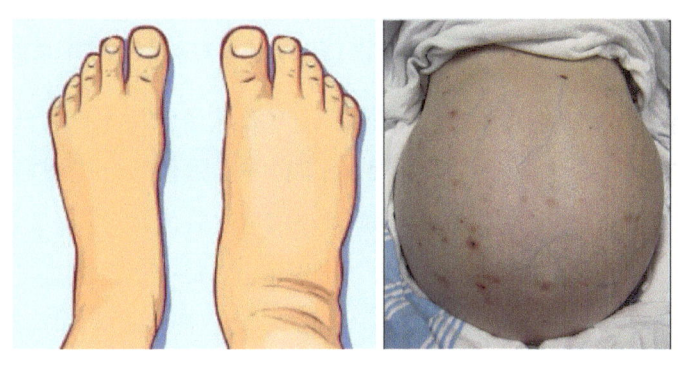

晦暗的肝病面容

◆ **性征减退、蜘蛛痣、面色发黑（内分泌紊乱）** 肝硬化时，由于肝脏受损，导致原本肝脏应有对雌激素灭活的能力下降，雌激素没有被灭活，水平自然而然会升高，女性患者可表现为闭经或不规则的月经出血。同时由于雌激素增多刺激垂体-性腺轴调节异常，导致雄激素降低，因此男性患者会出现阳痿、不育、性欲减退和睾丸萎缩。雌激素增多还可导致小血管扩张，出现蜘蛛痣（全称：蜘蛛状毛细血管扩张），属于血管病变的一种，由一中心小动脉及其周围许多更小的血管组成，形似蜘蛛，按压中心区甚至会有搏动感。常位于患者的颜面部和颈部。

解密肝脏疾病

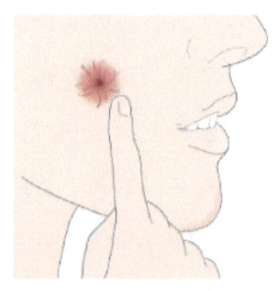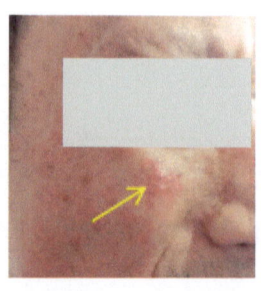

酒精性肝硬化患者右侧脸颊一蜘蛛痣（黄色箭头，右图经患者同意后拍摄）

肝硬化后体内雌激素灭活减少，雌激素含量增高抑制肾上腺皮质功能，"连累"到黑色素细胞刺激素，黑色素合成增加并堆积在体内，患者面部和其他暴露部位可见皮肤色素沉着（发黑）。如果此时患者肝功能严重受损、出现黄疸，则会表现出全身皮肤黏膜、巩膜呈现黄色，最后这个患者是又"黄"又"黑"，就成了民间所说的肝病面容。

3. 肝硬化有哪些并发症

肝硬化最可怕的并不是上面提到的一系列症状，而是并发症！什么叫并发症呢？简单地说就是一种疾病会引起另外一种疾病。对于肝硬化，"肝"病会引起一系列"非肝"疾病，这些"非肝"疾病往往比肝本身的病变更严重，甚至会危及生命，是真正的罪魁祸首。那么究竟有哪些并发症呢？

食管胃底静脉曲张破裂出血

肝硬化会引起一种严重的临床表现——门静脉高压，大家不要小瞧这种高压力的门静脉，因为血管压力升高意味着曲张和破裂。

发生肝硬化后，血液进入肝门静脉时会因为变硬了的肝脏被"堵"住去路，为了继续流动血液就会改变路线流向食管、胃底、腹壁和直肠等处的交通支，将原本正常大小的血管撑大，血管因过度充血而逐渐增粗，使得食管和胃底血管迂曲、扩张——医学上将这种交通支的开放叫作"侧支循环开放"。这些迂曲、扩张的静脉肉眼看起来呈蓝紫色、蚯蚓状，当外界压力升高时，如剧烈咳嗽、用力，曲张的血管便可能破裂，一旦破裂，血液便会从食管、胃肠道涌出，患者表现为呕血和血便、黑便，倘若不紧急抢救则会有生命危险！

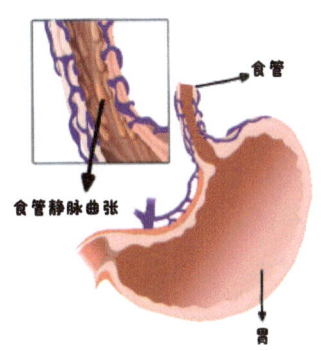

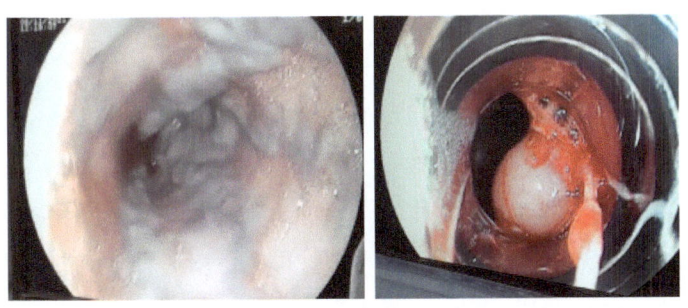

胃镜下可见食管内紫蓝色、蚯蚓状曲张静脉（左图），静脉破裂出血后行内镜下套扎术（右图）（摄于临床工作中）

细菌性腹膜炎

肝硬化时，由于重度低蛋白血症和门静脉高压，液体大量渗到腹腔形成腹水，患者站立时下腹隆起如悬挂的囊袋，仰卧时侧腹变宽如蛙腹，拍打腹部时呈现特殊的"鼓音"。这可不是"一汪春水"，而是一肚子"死"水，因为在密闭的腹腔中，这些腹水"只进不出"，时间一长就会滋生很多细菌，细菌一多则会导致腹膜炎。并发腹膜炎时，患者的肚子会剧烈地疼痛，整个腹壁皮肤紧绷着，用手去按压时压痛、反跳痛明显——医学上叫作"腹膜刺激征"。当出现了细菌性腹膜炎，就需要尽快处理，进行放腹水、加用抗生素等治疗，否则持续存在的感染会诱发休克，严重时甚至威胁患者生命。

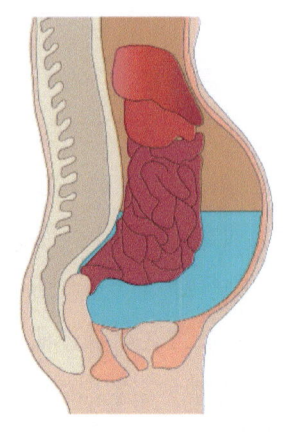

细菌大军的入侵

正常肝脏有重要的免疫功能，可以清除细菌和毒素。肝硬化时，肝细胞受损、血流不顺畅，既没有可以解毒的场所，也没有运输解毒工具的途径，肝脏的免疫功能大大下降。血液中的细菌和毒素经肝脏不能充分地代谢、分解；门静脉侧支循环开放，胃肠道的毒素无法经过门静脉进入肝脏代谢，反而直接通过开放的血管进入其他器官。同时，肝硬化发生后由于肠黏膜充血、水肿、通透性改变，肠道细菌经肠壁可以直接向腹腔渗透，囤积的腹水给了细菌一个生活的"温床"，细菌大量繁殖。当细菌随着血流进入体内则引起全身多器官的感染，患者可能会出现肺炎、胆囊炎、胆管炎、腹膜炎等严重感染并发症，危及生命。

肝脏引起的"精神病"

肝性脑病，从字面上理解，就是肝脏出问题后引发的脑部疾病，轻者可能仅仅是反应迟钝，严重者会出现神志不清、行为怪异和昏迷。肝性脑病是一种由严重肝功能障碍和门静脉-体循环分流而引起的神经精神症状，简单理解就是肠道毒素中有种叫氨（NH_3）的物质，无法经过门静脉进入肝脏代谢，反而直接通过开放的血管小路绕到了不该去的地方——这里主要就是透过血-脑屏障到大脑，引起脑细胞肿胀。紧接着就会诱发一系列症状，如计算能力下降、反应迟钝、爱睡觉、暴躁、有攻击性，这种情况如果不及时处理，到后期就会出现意识逐渐模糊、昏睡，甚至昏迷。

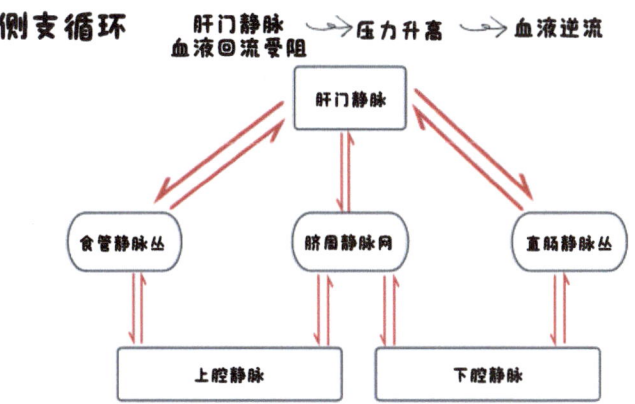

肝肾综合征

肝肾综合征，是肝病引起的肾脏疾病，尤其是大量腹水时最容易出现。其早期是一种功能性病变，通过控制肝病和腹水、治

解密肝脏疾病

疗肾损伤,该病能够得到控制,但是当肾病进展到末期,那就是严重的肾衰竭了。

我们都知道,正常成人一天的尿量约 1500 mL,少尿则是 24 小时尿量 < 500 mL,肝肾综合征患者会出现持续的少尿。试想,如果一个人每天的尿量不足一个矿泉水瓶容量,那会是多么痛苦的体验啊!因为体内产生的毒素无法通过尿液排出去,久而久之那些毒素就会在人体内积累,让人感到极度疲惫,患者像被无形的枷锁(恶心和食欲减退)束缚着,甚至可能出现身体水肿,整个人看起来肿胀不堪。更严重时,患者会感觉意识模糊,仿佛置身于梦境,无法正常生活。

4. 肝硬化如何分期

我们都知道,肝脏是个修复能力很强但也很"沉默"的器官,不到万不得已,它一定会坚守在自己的"工作岗位"上,为人体工作到最后一刻。也就是说肝脏靠自己的代偿能力持续修复受损部位,当修复到"尽头"了才会进展为失代偿期。那我们来了解下肝脏的这两个时期吧!

代偿期

代偿期,顾名思义就是肝脏可以替代补偿,指肝脏虽然受损了,却依靠其自身的修复能力去补偿受损部分,患者如同正常人一样不会有明显的症状和体征,偶尔会有厌食、乏力、疲劳等,但肝功能却正常或轻度异常。"亲子捐肝"利用的正是肝脏代偿这一特点,父母把一部分肝脏切下来移植给自己的孩子来挽救其性命，因为父母切了一小部分肝脏后会重新生长出来，就像断了尾巴的壁虎、被斩了一截的蚯蚓。

失代偿期

失代偿期，也就是肝脏失去了代偿能力，指肝硬化发展到一定程度时完全超出了肝脏的修复能力，出现前面所说的肝功能减退（黄疸、腹水、下肢水肿、贫血）甚至是呕血、血便、腹膜炎、肝昏迷等并发症。此时肝脏中正常的肝细胞几乎"全军覆没"，被硬化组织代替，失去绝大部分功能。所以患者也是受尽苦难和折磨，反反复复住院，依赖着护肝药物度日，还需要注射人血清白蛋白，进行放腹水、止血等治疗……

确诊肝硬化后，为何医生开的药却很少呢？

我们在医院经常看到这样一种现象：患者明明已经是肝硬化晚期（失代偿期）了，但除了一些特殊的抗病毒药物，医生开的药少之又少，好似就是去医院做了个检查却没治疗，医生最后还会叮嘱一句：少吃药，尤其是中草药，定期复查……

这便是肝硬化的"无奈"之处，因为任何肝炎一旦到了肝硬化尤其是失代偿阶段，那就是不可逆转了，就算吃"灵丹妙药"，肝脏依然回软不了。而"是药三分毒"，任何药都要经过肝脏代谢，吃过多药物反而会加重肝脏负担。因此，在肝硬化失代偿期，可以选择性地服用对肝脏有利的药物，如抗病毒药物、抗肝纤维化药物等，其他诸如坊间传言的能"起死回生"的中草药就大可不必那么积极地服用了。既然肝脏硬化了、不可逆转了，是不是

解密肝脏疾病

完全不需要治疗呢？那肯定不是！肝脏硬化了无法变软，但是肝硬化引发的一系列症状和并发症是完全可以控制的。

5. 肝硬化如何治疗

我们常问："医生，我该如何治疗肝硬化呢？"与其说是治疗肝硬化，不如说是控制肝硬化。因为"硬"掉的肝脏是无法回软的，这是一个不可逆的损伤过程，所以我们只能控制肝硬化，不让它进展。那么如何控制呢？

病因治疗

如前面已经逐一叙述的，我们知道肝脏疾病有数十种，有伴随终身的乙肝、丙肝病毒感染，有酗酒成疾的酒精性肝病，有和代谢综合征、肥胖有关的非酒精性脂肪性肝病，更有被自身免疫系统攻击到"体无完肤"的自身免疫性肝病，甚至是"与生俱来"的遗传代谢性肝病……这些慢性肝炎发展到肝硬化时，其病因不同，自然治疗方法也不同。

例如，乙肝、丙肝的治疗就需要先服用专门的抗病毒药物（恩替卡韦、替诺福韦、索磷布韦等），酒精性肝病要戒酒，非酒精性脂肪性肝病要减肥，自身免疫性肝病要抑制免疫，遗传代谢性肝病要驱铜（肝豆状核变性）、去铁（血色病）等——只有先把肝脏从"敌营"中解救出来，才可以谈"慢慢养伤"修复的事儿！

护肝治疗

把肝脏从"敌营"中救回来后，此时的肝脏非常"虚弱"，需要使用护肝的药物促使它尽快恢复。护肝药物的作用是通过抗炎、抗氧化和保护肝细胞膜来促进肝细胞再生和功能修复，常用的有以下几类：①甘草酸制剂（如甘草酸二铵、异甘草酸镁）；②抗氧化类药物可以清除自由基、抗氧化（如水飞蓟宾、联苯双酯、双环醇）；③缓解胆汁淤积的药物（如熊去氧胆酸、腺苷蛋氨酸）；④肝细胞膜保护剂可以促进肝细胞再生（如还原型谷胱甘肽、多烯磷脂酰胆碱）。由于很多药物也要同时经过肝脏代谢，所以还需要避免使用对肝脏有损伤的药物，如抗结核药、抗肿瘤药、中草药制剂等。

对症治疗

这里所谓的对症治疗是指针对肝硬化已经出现的症状，最主要的就是对腹水和低蛋白血症进行治疗。大量的腹水不仅让患者感到腹胀，还会诱发腹腔感染；而低蛋白血症则会加重腹水的产生。采用的治疗方法为放腹水和注射人血清白蛋白。那如何放腹水呢？

将患者的腹腔比作一个密闭的水箱，想要放出水箱内的水则需要在水箱上凿个小洞，为了控制水的流出速度，还需要在小洞口接上一根细长的水管，通过水管缓慢地将水引流出来。因此医生会在患者的腹壁上用穿刺针将引流管置入腹腔，然后缓慢将腹水引流出来——医学上称为"腹腔穿刺引流术"，患者会因此明显感到腹部胀痛缓解。在放腹水后，医生会根据患者的具体情况，使用人血清白蛋白补充治疗，注射人血清白蛋白的目的是提高血浆胶体渗透压、促进腹水的回收，从而降低腹水复发的可能性。

当然，对于存在大量腹水的患者，还需要限盐限水、高蛋白饮食，保持大便通畅。

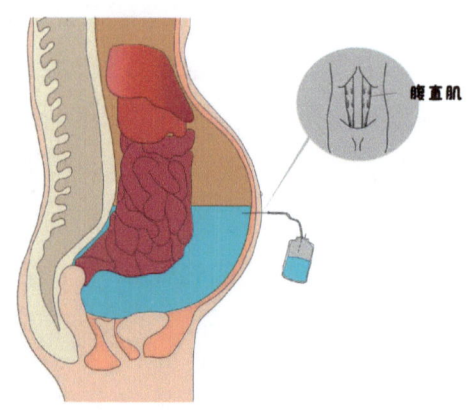

防治并发症

肝硬化可能导致多种并发症，如上文提到的食管静脉曲张破裂出血、肝性脑病、自发性腹膜炎等，而不同并发症的处理方法也有所不同。

◆ **食管静脉曲张** 需要提前进行内镜干预或应用普萘洛尔降低门静脉压，达到预防出血的目的；当患者发生呕血、血便时，则需要使用质子泵抑制剂、生长抑素类药物，以及紧急进行内镜止血操作，出血严重的话还可以行门静脉分流术。

◆ **肝性脑病** 需要限制蛋白质摄入并口服乳果糖、门冬氨酸鸟氨酸来降低血氨水平，并进行食醋灌肠酸化肠道以减少氨的吸收。

◆ **自发性腹膜炎** 需要根据临床经验或者细菌药敏试验选择适当的抗生素进行抗感染处理。

◆ **脾大、脾功能亢进** 引起血常规中白细胞、红细胞、血小板水平重度降低时，可以服用升白细胞和血小板的药物，并输注血液制品进行营养支持治疗，必要时行脾栓塞或断流术。

饮食、生活护理

对于肝硬化患者，一定要定期复查肝功能、病毒载量，坚持长期甚至是终身抗乙肝病毒治疗，积极预防肝硬化失代偿期的并发症。日常生活中戒酒，合理使用保肝药物，避免应用肝毒性药物（如抗结核药物、抗肿瘤药物），切忌盲目使用中草药制剂和保健品——这些损伤肝脏的药物无疑是在肝硬化的伤口上撒一把盐！总之，在医生指导下规范用药、定期复查、加强监测，可控制肝硬化病情进展。相信通过科学管理和及时干预，我们能够帮助患者维持肝脏功能稳定，为患者健康争取更多可能。

第九节　血管的"高压之谜"：门静脉高压

谈起高血压，大家肯定很熟悉，但是对门静脉高压可能就有点陌生了。门静脉在哪？门静脉高压是怎么回事？会像高血压一样造成脑出血危及生命吗？我国自 2021 年开始将每年的 12 月 6 日设立为全国门静脉高压防治宣传日，可见近几年国家对门静脉高压的重视，下面我们就一起来了解下门静脉高压吧！

1. 揭开门静脉高压的"神秘面纱"

门静脉：肝脏的"命脉"

门静脉是肝脏的关键血流通道，负责汇集来自腹腔脏器的血液，意思是胃肠道、脾、肠系膜的血液如果进入肝脏的话，必须经过门静脉——门静脉是所有腹腔脏器血液流入的"要塞"！它的血流量占了入肝血流的3/4，是肝脏最重要的血供来源，可见门静脉有多么重要！

门静脉是人体的一个重要"枢纽站"，负责将胃肠道、脾、胰腺的血液输送至肝脏，这些血液里含有营养物质、毒素、代谢产物，都要经肝脏进行代谢、解毒和储存，甚至肠道的一些免疫细胞也可通过门静脉输送至肝脏。由此可见门静脉在连接胃肠道与肝脏中发挥了多么重要的作用！

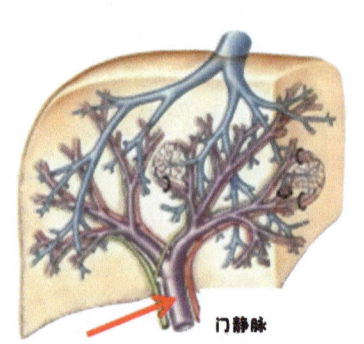

门静脉高压：生命的"压力"

既然门静脉如此重要，我们肯定希望这条血管永远都畅通无阻，然而肝硬化时的肝脏其结构发生根本性改变，使得肝内血管结构扭曲，增加了门静脉血流阻力，久而久之门静脉的压力就逐渐升高，当超出正常值（5～10 mmHg）时即形成门静脉高压。那门静脉压力升高会出现哪些症状呢？这些症状导致的后果到底有多严重呢？

◆ **腹水** 在正常情况下，人体腹腔内的积液约为 50 mL，主要功能是润滑腹腔内的器官、减少摩擦，帮助器官在腹腔内活动，当积液量超过 200 mL 则为腹腔积液，又称腹水。当门静脉压力升高时，血管内液体便会跑向腹腔和第三组织间隙，引起大量腹水和双下肢浮肿，这是门静脉高压最常见的症状之一。

◆ **食管胃底静脉曲张** 肝硬化时，门静脉的血液回流受阻，为缓解血流压力，门静脉血管会被动扩张形成侧支循环，就像溪流形成了旁支，其中最常见的旁支就是食管静脉和胃底静脉。当出现食管胃底静脉曲张后，曲张的血管就像蚯蚓一样，肿胀得厉害，一旦外界压力增加，如剧烈咳嗽、抬重物、食入坚果壳等，就会有破裂出血的可能，患者表现为呕鲜红色血液或咖啡渣样液体，拉黑色柏油样血便，严重的话出现休克乃至危及生命，在临床中此类患者属于急危重症，必须高度重视！

◆ **脾功能亢进** 脾含有丰富的血管网，正常情况下可以帮助过滤和储存血液。当门静脉压力升高时，脾会淤血肿大，脾功能异常"活跃"和亢进，导致人体正常的血细胞被吞噬和破坏，例如，红细胞、白细胞和血小板等，该症状会削弱人体的防御能力，增加出血和感染的风险。

◆ **肝性脑病** 由于肝功能减退和门静脉高压，肝脏无法有效清除体内的毒素，尤其是体内未被代谢的血氨通过侧支循环、透过血－脑屏障进入大脑，引起神经系统功能紊乱。患者主要表现为渐进性神经精神异常，最开始出现注意力减退、睡眠节律紊乱甚至性格改变；随着病情进展出现意识模糊、特征性扑翼样震颤；严重时发展为嗜睡、躁狂等异常表现，最终进入昏睡或昏迷状态。

解密肝脏疾病

◆ **门静脉高压性胃肠病** 门静脉压力升高引起胃肠道血液回流受阻,进而导致胃肠道黏膜水肿,进一步引发胃肠功能紊乱,表现为消化不良、食欲减退、恶心、呕吐、腹部不适、腹胀等。

---"非硬化性"门静脉高压---

> 大部分(80%~90%)门静脉高压都是由肝硬化引起,但是有10%~20%的患者没有肝硬化也出现了门静脉高压,这是为何呢?因为当发生了非硬化性疾病,如门静脉血栓、布-加综合征、缩窄性心包炎等,同样会堵住门静脉回流的"去路",从而引起门静脉压力升高。当然,不论是由哪种原因引起,其后果都非同小可,必须高度重视!

2. 门静脉高压的"治愈之路"

想要治疗门静脉高压,自然是要想尽办法将压力降下来,高血压患者可以服用降压药,那么门静脉高压患者是不是服用降压药也可以呢?

药物巧降门静脉压

◆ **β受体阻滞剂** 普萘洛尔就像是帮助血管进行道路疏通的交警,通过减慢心率、降低心输出量,从而减少肝脏的血流量、降低门静脉压力,一般用于食管静脉曲张患者的预防和治疗。

◆ **利尿剂** 最常用的为呋塞米、螺内酯,它们就像是身体的排水工,可帮助去除体内多余的水分,通过控制体液的容量间接降低门静脉压力,常用于有腹水的患者。

◆ **硝酸酯类药物** 硝酸甘油就像控制流量的阀门，能扩张血管，让血液更顺畅地流动，以帮助降低门静脉压力，缓解身体症状。

这些药物的配合使用，能帮助患者减轻症状，提高生活质量，保持机体的良好状态。

小内镜大治疗

当门静脉高压已经引起了相关的一系列症状，如食管胃底静脉曲张破裂出血，那光靠几颗药丸还不够，还要紧急处理出血的部位，最常用的就是内镜治疗。食管胃底静脉曲张的内镜治疗，是目前国内外指南推荐预防和治疗出血的有效方法，在患者"命悬一线"时起着关键作用！主要包括以下2种。

◆ **食管静脉曲张套扎术** 一般用在出血前的预防，或者出血后的紧急止血。原理是利用一个橡皮圈将曲张的血管"箍"起来，阻断血流，过上一两周后出血口就会结痂、脱落，从而达到止血的目的。

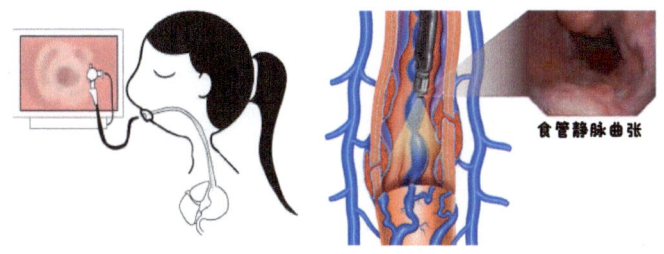

◆ **内镜下胃底静脉组织胶注射术** 该治疗方法就像为破损的水管打补丁，帮助修复那些因压力升高而扩张的胃底静脉。当发现那些肿胀的静脉后，医生会通过内镜将一种特殊的组织胶注射

到静脉内,这种胶水就像"黏合剂",能迅速填补和封闭这些扩张的静脉,阻止血液继续流入,从而降低出血风险。

神奇的 TIPS

这项手术大家肯定很陌生,好在它有一个通俗易懂的名字:经颈静脉肝内门体静脉分流术(transjugular intrahepatic portosystemic shunt,TIPS)! TIPS 是治疗门静脉高压的"终极王者",接受了这项治疗后门静脉压力就会像坐滑梯一样"骤降"!它的原理是从颈静脉进入体内,在门静脉和体循环之间的连接处放置一根血管支架,通过支架给拥堵的门静脉

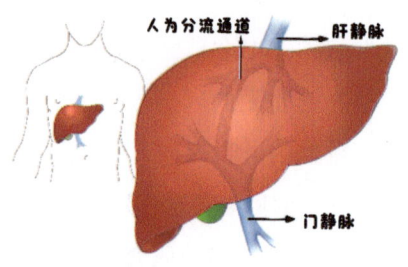

开通一条"支流",让门静脉血液不经过肝脏,而是直接流向低压的体循环,从而降低门静脉的高压力。该治疗方法就像在河流中挖掘出一条新通道,让水流更加顺畅。

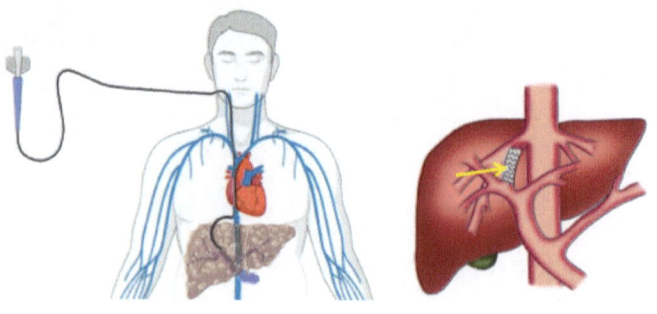

经颈静脉肝内门体静脉分流术置入门静脉血管支架(黄色箭头)

你肯定会问：既然 TIPS 这么厉害，岂不是每个肝硬化、门静脉高压的患者都能做？的确，TIPS 目前作为门静脉高压的微创介入技术，已经被应用得越来越广泛，其疗效好、相对安全，然而这项手术的费用高昂，加上术后容易并发肝性脑病，所以对于经济困难及害怕术后并发症的家庭而言并不会轻易接受。

其他治疗方法

除以上内科药物、内镜、微创介入等治疗方法，还有传统的外科治疗方法，如脾切除断流术、脾动脉栓塞术；甚至可以在有条件的情况下进行肝移植术。不论哪种治疗方法，都需要在专业医生的综合评估下，为患者选择最适合的个体化治疗方案。

第十节 沉默的"杀手"：肝癌

我们经常听到"中国是肝炎大国，更是肝癌大国"。世界卫生组织国际癌症研究机构发布的 2022 年最新全球癌症负担数据显示：肝癌是全球第五大癌症，在我国的发病率为 0.0183%，位居我国"癌症榜"第四，其死亡率位居第二；新发病例数达 37 万例，死亡人数达 32 万人。

我国肝癌主要由乙肝病毒感染引起，其经过肝炎、肝硬化、肝癌 3 个阶段，号称肝病"三部曲"。由于肝脏的"沉默寡言"，当发生肝炎、肝硬化等早期病变时，患者时常察觉不到病情进展，等出现不适时，疾病可能已经发展至肝癌晚期，从而错失外科手

解密肝脏疾病

术机会,影响预后。本节就让我们来了解下肝癌这位"沉默的杀手"!

肝脏为何"沉默寡言"

肝脏有一个特点,就是神经多分布在肝包膜上,而肝脏内部极少有神经分布。如果把肝脏比作桃子的话,那么只有在桃子薄薄的"皮"上才分布着能感知疼痛的神经,哪怕虫子把果肉都掏空了,只要不触及表面,是不会被察觉到的!

因此,当肿瘤长在肝脏内部,若体积较小、触碰不到肝包膜,或者不能引起肝包膜张力的变化,就不会出现疼痛而被我们感知(除非肿瘤本身就长在肝包膜的下方,但是这样的情况并不常见)。这也就是为什么肝癌早期很难被发现。

1. 肝癌的"幕后推手":危险因素

肝癌是许多因素共同作用的结果,我们可以将其分为内因和外因:内因主要是指家族遗传和遗传易感性,就是基因在"作祟",也就是基因突变,主要包括 *TP53*、*CTNNB1*、*TERT*、*PIK3CA* 等;而外因主要是环境因素(如病毒、酒精、药物、毒物等)和机体自身因素(如自身免疫系统攻击)。下面我们从 4 个方面来介绍可能引起肝癌的危险因素。

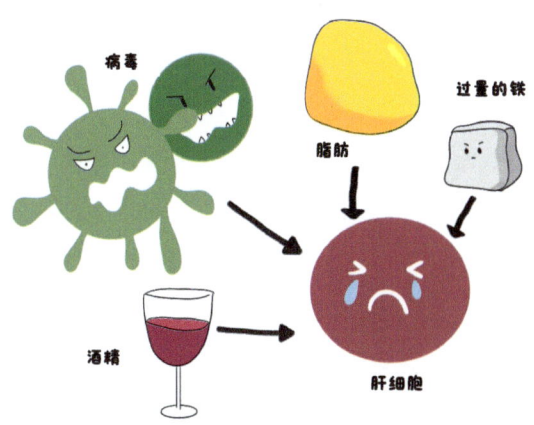

（1）乙肝病毒和丙肝病毒感染：持续搞破坏的纳米级"坏蛋"

乙肝病毒和丙肝病毒的直径分别为 42～47 nm、50～60 nm，但千万不能小看了这 2 种如此微小的病毒，它们虽然只有纳米级别的"小身材"，但是危害却十分巨大！

它们进入肝细胞后源源不断地增生、大肆破坏肝细胞，引起持续甚至终身感染。患者由最初的肝炎发展到肝纤维化、肝硬化，此时肝功能受损，内部环境会变得更加适合癌细胞生活，且乙肝病毒和丙肝病毒会更肆无忌惮地入侵和攻击我们的肝脏，"肝工厂"的设备进一步恶化，故障更加频发。乙肝病毒和丙肝病毒的持久存在还可能会与我们自身细胞原有的遗传物质相互作用，让身体激活与癌症发生相关的信号通路，使得"伤痕累累"的肝脏继而向肝癌进展！

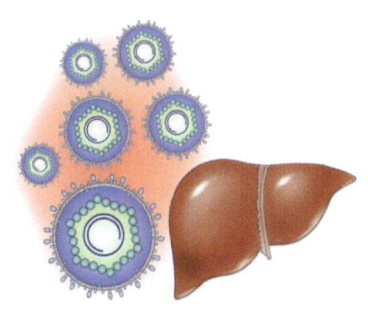

（2）酗酒和吸烟：肝癌的"催化剂"

"酒逢知己千杯少"，自古以来，酒常被认为是个缓解压力的好东西，平时聚会喝点小酒其实没什么问题，但倘若长期酗酒，最大的遭殃者便是人体的肝脏了！过量的酒精摄入不仅会增加肝脏解毒、代谢的负担，更会引起肝脂肪变性，久而久之形成肝炎、肝硬化，增加肝癌的发生率。尤其是合并了慢性乙肝、丙肝、自身免疫性肝病等的患者，饮酒就是"往伤口上撒盐"了。因此，为了降低肝癌的患病风险，一定要避免过度饮酒和吸烟，早期干预酒精性脂肪肝，定期进行肝脏检查。

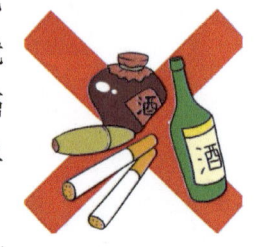

除了饮酒，吸烟的危害也不容小觑。研究表明，吸烟会增加患肝癌的风险，尤其是对于慢性乙肝和丙肝人群。吸烟与这些病毒长期感染、相互作用，会加速肝硬化和肝癌进程。虽然吸烟不是肝癌的直接致病因素，但却在肝癌的发生发展中起了一定的催化作用，因此戒烟有助于降低肝癌的发生率。

（3）膳食因素

◆ **槟榔：舌尖的"毒药"** 嚼槟榔在一些地区很流行，但它可不是普通的零食，长期嚼槟榔会增加舌癌和肝癌的风险。槟榔虽然好吃，但不要贪嘴哦！

◆ **含糖饮料：甜蜜的"陷阱"** 长期摄入高糖饮料容易重创肝脏。高糖饮料让我们可以感觉到甜的原因是里面添加的高果糖（尤其是果糖和高果糖玉米糖浆），我们在舌尖味蕾享受完高果糖带来的甜蜜，肝脏却"任劳任怨"地为我们承担起这份"甜蜜的负担"。因为肝脏是我们体内分解果糖的主要器官，所以长期大量摄入高糖饮料可能导致肝脏的代谢超负荷。而高糖饮料带来的高额热量（会转化为脂肪）和肝脏分解代谢高果糖的超负荷工作量这 2 个原因，使得高糖饮料成为肝癌的导火索。

◆ **霉变食物：黄曲霉毒素的"温床"** 在发霉的花生、玉米中，含有一种叫作"黄曲霉毒素 B_1"的物质，世界卫生组织将其列为一级致癌物质！在我们吃发霉的食物后，里面的黄曲霉毒素 B_1 会被肝脏吸收，长期摄入后，会直接损伤我们正常细胞的遗传物质，引起肝细胞基因突变，是肝癌的"潜在威胁"。

◆ **高盐饮食：生活中的"隐形杀手"** 腌制食物因其独特风味广受欢迎，逢年过节家里就会做腌制的白菜、腌制的肉，用多多的调料做出"家的风味"，但这里面却暗藏危机，它们可能是肝癌的"暗藏引爆物"。腌制食物中含有的亚硝酸盐，在肠道转化为可能诱发肝癌的亚硝胺。所以为了我们的身体健康，可能需要舍弃一些美味。

◆ **不合理的饮食结构：健康的"绊脚石"** 随着现代生活节奏的加快，我们的饮食方式更便捷，但却导致饮食缺乏多样化、营养不均衡，尤其是缺乏足够蔬菜、水果的摄入。例如，外卖中的食物往往因为过度加工，含有大量油脂、盐分和糖类，而天然的维生素、矿物质和膳食纤维却相对匮乏，缺少了这些天然营养的补充，肝脏的代谢功能和免疫反应会变得迟钝、"疲惫"，肝脏容易被有害物质侵袭，间接增加肝癌的患病风险。

解密肝脏疾病

（4）代谢因素

◆ **高血脂、高胆固醇** 顾名思义就是脂肪增多，肝脏无法有效处理过多的脂肪，导致甘油三酯在肝细胞内堆积，逐渐形成脂肪肝，也就是非酒精性脂肪性肝病。肝脏被脂肪浸润，久而久之，不仅功能缺失，更会产生炎症、纤维化、硬化等病变，增加肝癌的患病风险。

◆ **高血糖** 长期的高血糖会引起胰岛素抵抗、脂肪肝、炎症反应、氧化应激和代谢紊乱等，导致肝细胞损伤、变异及肝硬化，增加肝癌发生风险。因此，控制血糖、保持健康体重和维持良好的生活方式是预防肝癌的重要措施。

2. 早期筛查肝癌

由于肝脏的代偿能力很强，是出了名的"劳模"，哪怕在受损后，仍能正常工作。因此，肝癌早期患者通常症状不明显或不典型，导致常常忽略了这一"隐形杀手"。那如何早期发现肝癌呢？

（1）检查手段的筛查

◆ **血清学检查** 是常用的最直接的检查手段，通过对肝癌标志物甲胎蛋白（alpha fetoprotein，AFP）的检测，来拉响肝癌的"警报器"。

◆ **影像学检查** 超声、CT、MRI 能够让我们给肝脏拍一次"全身照"，帮助医生和患者直观地发现肝脏中的肿瘤病变。

◆ **肝脏弹性成像** 是一种对患者来说几乎毫无感觉的无创检查方法，与 B 超检查相似，其通过测量肝脏的硬度来帮助我们判断患者是否有肝硬化，并提前预警。

◆ **基因检测和分子标志物** 是通过基因和分子信号来检测肝癌的早期迹象，它们就像"微型探测器"一样能寻找到肝癌发生的"蛛丝马迹"。例如，特定基因突变、基因表达模式和微小 RNA 等分子标志物。

高危人群的筛查推荐

- 慢性乙型肝炎病毒（HBV）感染者。
- 慢性丙型肝炎病毒（HCV）感染者。
- 肝硬化患者。
- 有肝癌家族史的人。
- 30 岁以上、肝硬化或慢性肝病的患者。

对于这些高风险人群，建议每 6 个月进行一次超声检查和 AFP 检测，或根据医生的建议采取其他合适的筛查方法。

（2）症状的筛查

除了上面必须到医院进行的检查，我们还可以通过症状来进行初步筛查。

◆ **腹部不适** 肝脏位于腹部右侧，大概跨度在身体右上腹部、肋骨下方或胸口（胸骨）下方——如果这几处有隐隐的疼痛，很可能是肝脏不适的信号。这种疼痛可能是间歇性或持续性的，提醒我们肝脏要出问题了。

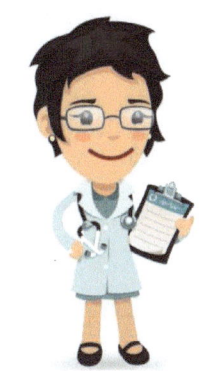

◆ **全身乏力、黄疸** 当我们出现精神不振，提不起劲儿，小便颜色也比平常黄得多，尤其是巩膜处还发黄，那么就要警惕肝炎了。

◆ **消化道症状** 由于肝功能受损，肝脏对胆汁的分泌处理受到影响，患者看到油腻的饮食便会恶心；胃肠功能也会紊乱，出现消化不良、恶心、呕吐、纳差，患者饮食后感觉胃胀。若是肝硬化，还会出现黑褐色或柏油样大便。

◆ **其他症状** 当肝炎逐渐加重、进展为肝硬化时，会出现肝掌、蜘蛛痣、皮肤淤点淤斑，甚至是腹水和双下肢水肿，详见本章第八节"肝脏的'变身秀'：肝硬化"。

3. 如何治疗肝癌

随着医学技术的进步，肝癌的治疗方法日新月异，除了传统的手术切除，还有肝移植、消融治疗、靶向治疗、介入治疗等。尤其是介入治疗，具有微创、可重复、疗效好、费用低、住院时间短、适宜人群广等诸多优点，如今已经被广泛运用到肝癌患者身上。以下简单介绍几种常用的肝癌治疗方法。

◆ **手术切除** 是治疗早期肝癌最有效、最常规的方法，做到了"哪里有癌就切除哪里"，能够有效控制病情。但如果肝癌进展到晚期，发生了全身转移，则手术切除的效果就会欠佳。

◆ **肝移植** 是最直接的方法，指使用健康肝脏替换病变肝脏。但由于肝源短缺、费用高昂及移植后的免疫排斥反应，让肝移植的可行性变得极为渺小……

◆ **肝动脉插管化疗栓塞术** 在无法手术切除时，通常采用肝动脉插管化疗栓塞术进行"挽救"治疗,通过将化疗药物直接注入肿瘤部分"杀死"肿瘤,并通过栓塞剂"阻断"肿瘤血供,从而有效缩小肝癌病灶、缓解症状。

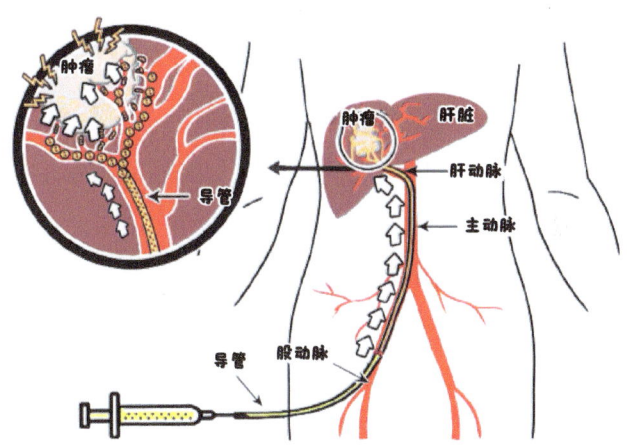

◆ **消融治疗** 是借助高频电流产生热量,精确地将肿瘤组织加热至高温,从而"烫死"癌细胞,其对人体无其他的影响。

◆ **靶向治疗** 是通过针对癌细胞的特定靶向药物来阻止肿瘤生长,就像是精准打击癌细胞的"特种兵"。临床常用的靶向药物有索拉非尼、仑伐替尼、贝伐珠单抗等,它们可以通过识别癌细胞独特的标志,从而只攻击这些癌细胞,不伤害健康细胞。与传统化疗不同,靶向治疗更像定制的钥匙,专门针对癌细胞而减少对其他正常组织细胞的损伤。它是一种更温和、副作用更小的

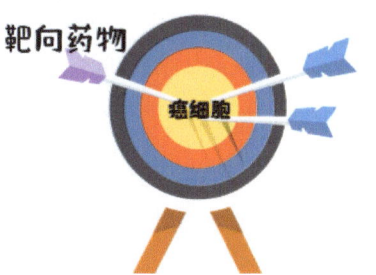

治疗方法，可以根据患者的癌细胞特点量身定制，让治疗更精准、更有效，为更多的肝癌患者带来新的希望。

◆ **免疫疗法** 是通过激活或增强患者自身的免疫系统，帮助其识别和攻击癌细胞，以达到事半功倍的效果。常用的免疫检查点抑制剂有帕博利珠单抗和纳武利尤单抗等。

当然，除了以上治疗手段，还有一些中医药可作为辅助治疗，以及其他多种治疗方法联合使用。总之，肝癌的治疗方案是多样的，需要根据肝癌的分期、肝功能等情况综合制定。在治疗过程中，要与医生密切沟通，从而选择最合适的治疗方法，达到改善生存质量的目的。

4. 如何预防肝癌

"千里之堤，溃于蚁穴"，如果能在肝癌早期阶段，尤其是肝炎阶段就进行预防，将疾病"扼杀"在摇篮里，那肯定就没肝癌什么事了！

接种疫苗

乙肝病毒感染引起的慢性乙肝，是目前肝癌的主要致病因素。通过接种乙肝疫苗，机体产生相应的抗体，可以有效预防乙肝病毒感染，从而大大降低肝硬化和肝癌发生的风险。根据世界卫生组织的报告，自推广乙肝疫苗接种以来，全球乙肝的发生率下降了约 80%，乙肝疫苗接种被证明是预防乙肝病毒感染和减少乙肝相关并发症（如肝硬化和肝癌）最有效的公共卫生措施之一。

避免丙肝感染

为了预防丙肝，最重要的就是要避免与他人共用针具，对接受血液透析、输血或器官移植的患者，务必确保使用无污染的血液和医疗器械。对于高风险群体，如特定职业人群，定期筛查非常重要，早发现、早治疗，可以有效避免病情加重。

定期随访

患者定期随访和复查，有助于监测肝硬化进展、早期发现肝癌。通过随访，医生可以判断疾病是否进展、现有治疗是否有效，并决定下一步的治疗措施。对于患有肝硬化、病毒性肝炎等高危人群，定期随访应当成为一种常规的预防性措施。

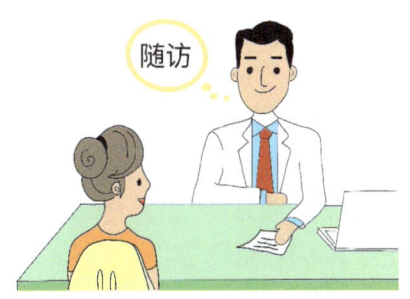

戒烟限酒

正如上文中多次提及的，吸烟和酗酒是肝癌的已知危险因素，也是肝损伤的"罪魁祸首"之一。烟草中的多种有害物质可加速损伤肝细胞；而酒精带给肝脏很大工作负担的同时，也带来了极大损伤。虽然对于部分人群很难做到完全戒烟限酒，但为了身体健康，还是希望大家有意识地限制烟酒的摄入！

解密肝脏疾病

合理膳食，预防肥胖

在古籍中就有提到"胖人体虚，胖肝易损"。意思是越胖越虚弱，越不能耐受自然界的细菌，以及外界的酒精、药物和工业毒物等。同时，肥胖还是酒精性肝硬化和隐源性肝硬化进展为肝癌的重要危险因素。在日常生活中，我们可以通过均衡饮食、适当地运动及保持正常的作息规律来维持健康体重，以有效预防肝病进展！

肝癌的三级预防

三道防线齐上阵　呵护健康安全

◆ **一级预防：预防肝癌发生**

通过避免肝癌的诱因来降低肝癌发生率。接种乙肝疫苗、保持健康饮食、减少酒精摄入和控制体重是关键。此外，平时定期体检能帮助早期发现潜在问题，做到有效预防。

◆ **二级预防：早期筛查与治疗**

对于高风险人群（如乙肝携带者、肝硬化患者）应定期做肝脏超声和甲胎蛋白检测。早发现、早治疗，以降低死亡率。

◆ **三级预防：个性化治疗与康复**

对于确诊患者，应根据个人情况制定治疗方案（如手术、放疗、化疗等），提高患者生存率和患者生活质量。同时应关注患者的心理健康，提供情感支持，帮助其应对治疗。

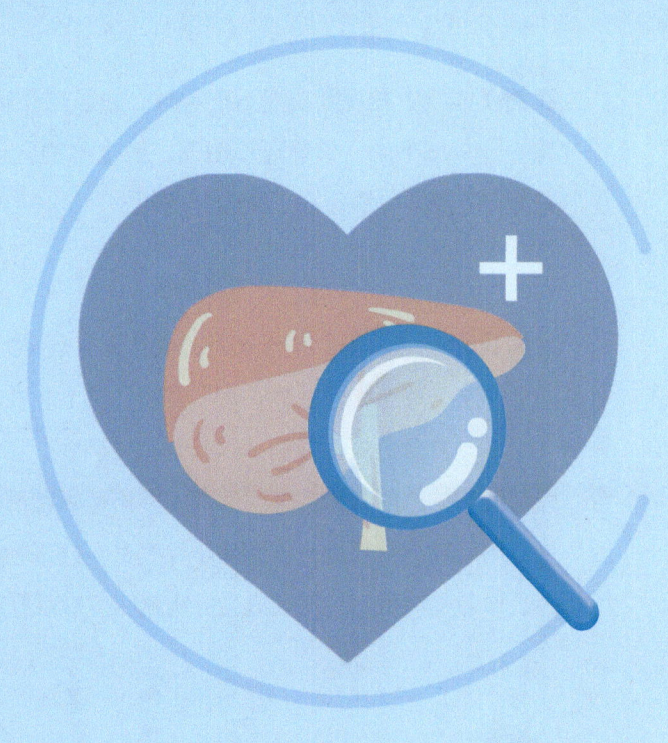

第三章

肝病的百变面孔：疑难肝病

解密肝脏疾病

我们在体检中发现肝功能不正常时，去医院肝病专科做抽血、拍片检查，一圈下来，诊断还不明朗，医生此刻就会告诉你："您患的是疑难肝病！"那什么是疑难肝病呢？

什么是疑难肝病？

前面我们介绍了整个肝病家族的成员，有病毒"战士"乙肝、有"亦师亦友"的药物性肝病，有"醉酒"的酒精性肝病，还有身体的"叛军"自身免疫性肝病，以及基因"刺客"遗传代谢性肝病等。引起肝病的原因各式各样，然而，并不是每种肝病都能找到病因。当应用肝功能常规检查、影像学检查甚至病理检查等都明确不了病因且诊断不清楚时，那么这类肝病就叫"疑难肝病"。

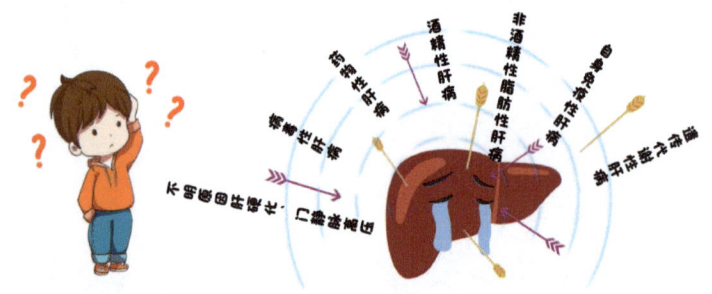

疑难肝病在生活中并不少见，它包括诊断不明确或者诊断明确但治疗效果不好的肝脏疾病，如果两种情况同时存在，那就更难上加难了。疑难肝病主要有以下3种：

◆ **肝功能异常** 这一类是指肝功能指标，如转氨酶（ALT、AST）、碱性磷酸酶及胆红素升高。

◆ **肝胆影像学检查异常** 这一类是指做B超、CT或MRI等影像学检查时发现肝硬化、肝大、肝脏血管病变和占位性病变等。

◆ **诊断明确但是治疗效果不好** 如长期反复肝生化指标异常但治疗效果不好、严重肝生化指标异常但治疗效果不好、难治性肝硬化腹水、肝硬化门静脉高压、肝硬化合并内分泌代谢异常、肝硬化癌变等多种情况。

通俗来说，疑难肝病是指不明原因黄疸、肝硬化、门静脉高压、肝大、肝占位性病变等。这类患者的诊断棘手，常常涉及多个器官系统，若不明确其发病原因，治疗是相当困难的。由于疑难肝病经久不愈，就诊患者无法靠自己寻找到正确的、有针对性的多个科室的协助，因此对患者的身心健康常常造成很大影响。

多学科诊疗：对抗疑难肝病的"特种兵"

患了疑难肝病是不是无法治疗了呢？答案当然是"不"。我们还有对抗疑难肝病的"杀手锏"：多学科诊疗！那什么是多学科诊疗呢？它对疑难肝病的诊断又有哪些帮助呢？下面就让我们一起来了解一下吧！

医学上，多学科诊疗（multi-disciplinary team，MDT）是指针对某种临床疾病，由2个及以上的学科会诊讨论，通过集几个专业学科的优势，对疾病诊断和治疗进行深入分析，为患者制定合理有效的个体化诊疗方案。该模式有利于提高诊疗效率，弥补专科精细化导致的局限性，提升医疗服务质量和患者满意度。

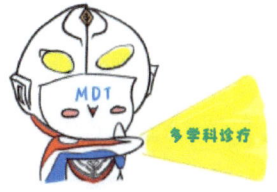 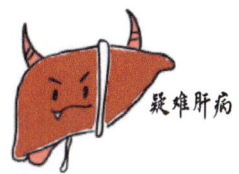

用简单的话来说,就是要揪出引起疑难肝病的"凶手",光靠肝病专科医生这一位"警察"还不够,需要"卧底""侦探""法医""法官"等多个部门共同合作,因为疑难肝病的"真凶"实在是太狡猾了,它因为诱因多达数十种而每每逃脱,而 MDT 就是联合作战,从多方位"包抄",最后抓出"敌人"!

疑难肝病 MDT 的神奇阵容

疑难肝病如同一只"怪兽",具有很多"隐身技能",如症状的非特异性、实验室检查和影像学检查的局限性、病理组织学的多样性和复杂性,以及预后的差异性等。为对抗这只难缠的"怪兽",一支由消化科、肝病科、风湿免疫科、病理科、影像科等不同学科医生组建而成的"特种兵"作战队:MDT,发挥着各自领域的专业技能,共同来寻找疑难肝病的病因,并为疑难肝病患者量身打造适宜的治疗方案!

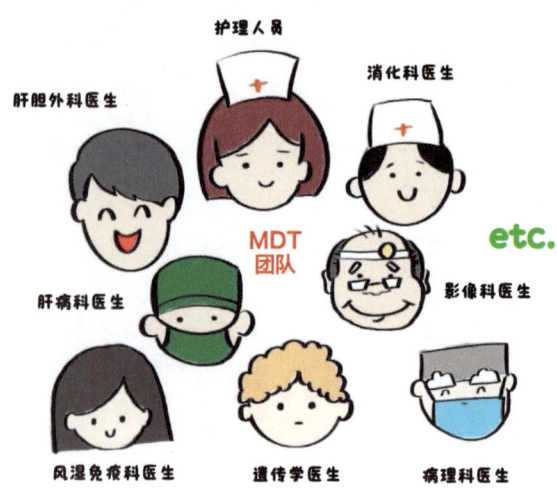

疑难肝病 MDT 的"十八般武艺"

为对抗"狡猾"的疑难肝病，MDT 的每位成员都要拿出他们的独门秘技，各司其职。

◆ **肝病科** 占据 MDT 的"C 位"、负责出谋划策。他们会根据患者的病史、症状、实验室检查结果，以及影像学检查结果，对疑难肝病的诊断和治疗做出正确的决策，组织 MDT 探讨并制定诊治方案。

◆ **消化科** 肠道与肝病的"侦察兵"，他们会仔细分析肝病是否悄悄影响了胃肠道的正常运作，还要把那些合并胃肠道疾病的肝病类型——"揪"出来，为整个治疗方案提供重要的补充信息。

◆ **肝胆外科** 胆道肝病问题的"解决者"，他们对肝脏和胆道系统的解剖结构了如指掌，在面对合并胆道疾病、梗阻性黄疸、胆管炎等棘手问题时，凭借丰富的经验和专业知识，分析病情并根据治疗方案提出建议，是解决胆道肝病问题的核心力量。

◆ **风湿免疫科** 自身免疫性疾病与肝病的"解密者"。自身免疫性肝炎、原发性胆汁性胆管炎、原发性硬化性胆管炎等疾病，就像是被复杂密码保护起来的难题。而风湿免疫科负责分析自身免疫性疾病是如何与肝病相互作用的，为整个团队解开这些疾病背后隐藏的奥秘。

◆ **病理科** 是团队的"鹰眼"，负责抓取肝病病理组织学的形态特点，其检查结果是诊断的"金标准"，可帮助明确肝病的类型和程度，为治疗方案的制定提供依据。

◆ **影像科** 是肝病的"透视眼"，通过超声、CT、MRI 等影像学检查，对患者的肝脏进行详细检查，为肝病的诊断提供重要依据，帮助肝病科医生更准确地判断病情。

◆ **遗传学** 是遗传代谢性肝病的"分子侦探"，负责分析遗传代谢性肝病，探寻基因对人体肝脏的影响，以确定是否存在遗传代谢性肝病。

◆ **介入科** 是肝病的"治疗大师"，通过特殊的器械和技术，在不进行"大规模"开刀的情况下，对肝脏疾病进行精准干预，如 TIPS、肝动脉插管化疗栓塞术等。

总之，治疗疑难肝病的各科室医生在 MDT 中扮演着不同角色，每个科室都发挥其最大作用，共同为患者提供个性化、精准化的诊疗方案。通过 MDT 模式，可以有效地提高疑难肝病的诊断和治疗水平，为患者带来更好的治疗效果。

疑难肝病 MDT 流程大揭秘

汇聚多学科智慧，制定个性化方案，为深入践行"以患者为中心"的服务理念，优化就诊流程，精简就诊手续，针对疑难肝病患者开展全方位、多学科综合诊治，MDT 门诊将推行"一站式"诊疗模式，整合各学科专家的优势，在全面评估患者病情的前提下，最大限度地为疑难肝病患者提供最优诊治方案。

前方 MDT 专家组到站，请患者们有序登录就诊流程直通车：

Step1：患者由相关专科医生推荐至 MDT 门诊。

Step2：患者于门诊窗口或通过手机预约挂号。

Step3：患者于门诊当日带上相关病历资料到肝病门诊就诊。

Step4：由一线医生负责询问患者病史，采集相关资料并进行整理。

Step5：MDT 专家团队根据患者资料进行讨论，形成治疗共识。

Step6：治疗团队向患者及其家属解释诊断结果和治疗计划。

Step7：患者按照治疗计划接受治疗，并进行定期随访。

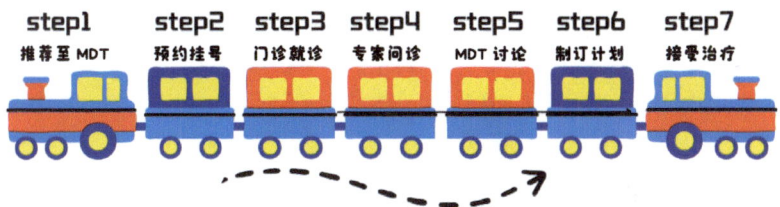

疑难肝病 MDT 的"独家秘笈"

生病了却始终无法确诊，患者每天辗转不同医院挂号、检查，但见专家一面不容易，且专科治疗难见成效……这种经历是千千万万的疑难肝病患者的真实写照。

"不明原因肝病"的确诊十分复杂，病情复杂多样，各科医生的治疗角度、经验、医学知识背景也全然不同。因此，单学科的单一诊疗角度，显然不利于明确病因，不仅耽误疾病救治，还会加重患者的经济负担。而 MDT 模式正好可利用各自学科的优势，集中智慧，共同诊断，能更加快速、准确地揪出疑难肝病幕后的"推手"，让疑难肝病无处遁形。通过多学科诊疗体系，深入分析，为患者提供个性化治疗方案，帮助患者重获健康，改善预后，提高生活质量。疑难肝病患者搭乘 MDT 一站式"直通车"，减少了在不同科室间的重复的检查和往返时间，降低了不必要的经济花费和重复奔波的心理负担。

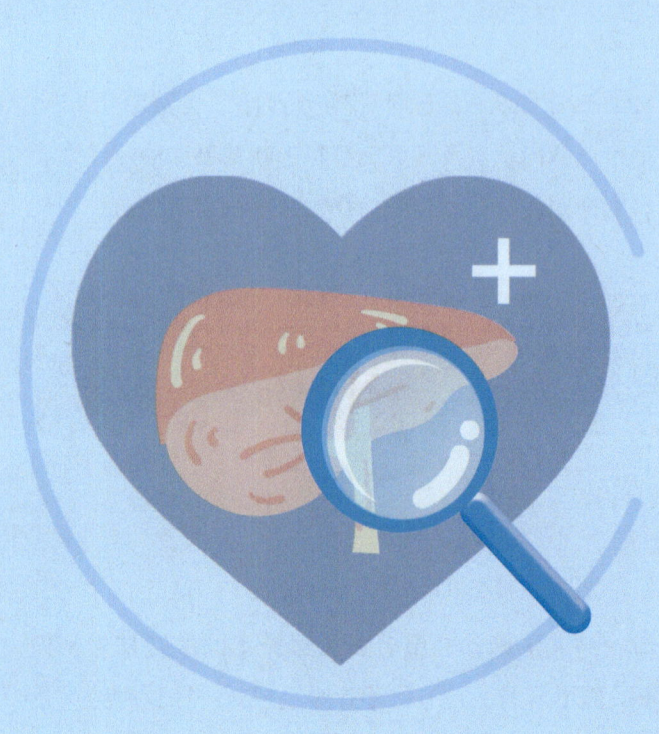

第四章

重塑肝脏的健康密码：肝病的治疗策略

肝脏疾病种类多样，病因瞬息万变，当找到了问题的"真凶"，医生们便需要制订一套详细的"作战"计划来"对付"这些肝病。其中，病因治疗是肝病治疗的关键，只有掌控疾病的源头，才能够彻底精准打击肝病这只难缠的"怪兽"。例如，乙肝和丙肝需要进行相应的抗病毒治疗，非嗜肝病毒感染应行自限性、抗病毒治疗，药物性肝病和酒精性肝病及时停用有关药品和戒酒最为重要，自身免疫性肝炎可用糖皮质激素和（或）免疫抑制剂取得缓解，代谢性脂肪性肝病可通过饮食、运动和生活方式等进行干预，而对于肝肿瘤导致的梗阻性黄疸则可以通过手术或经内镜取结石治疗。下面我们就来看看肝病的治疗策略具体都有哪些呢？

第一节　基本保障：药物治疗

肝病的治疗离不开药物的帮助，吃药打针是我们最常见的治疗方式，而用什么药？怎么用药？用多少药？常常都是我们关心的问题。针对不同的肝病类型和病因，药物的治疗方式也有所不同。以下是几种常见的肝病药物治疗方法。

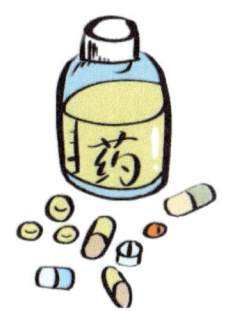

抗病毒治疗

最常用的抗病毒药物是针对乙肝和丙肝病毒感染，尤其是对慢性乙肝病毒感染（如替诺福韦、恩替卡韦），而针对丙肝病毒感染的药物则是小分子直接抗病毒药物（如索磷布韦和达卡他韦）。这些药物就像小战士一样，能够进入肝细胞，阻止病毒的复制，也就是抑制病毒的"繁殖"、削减病毒"兵源"，从而减轻肝脏炎症和损伤（详细叙述可参见第二章第一节）。

保肝治疗

保肝药物就像是肝脏的小保镖，当肝脏受到各种原因侵犯、攻击时，可帮助肝脏抵抗伤害。常见的保肝药物包括甘草酸苷、多烯磷脂酰胆碱和水飞蓟宾等，它们通过多种途径保护肝细胞，如抗氧化、改善肝细胞代谢和稳定细胞膜等，让肝脏在受到伤害时可尽快得到恢复。

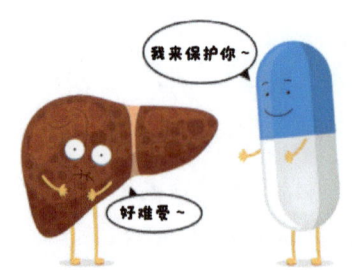

免疫调节治疗

有时候，我们的免疫系统会迷失方向，分不清"敌我"，误伤自己的肝细胞，导致发生自身免疫性肝病。这种情况下，就需要借助一些免疫调节药物，如皮质类固醇、硫唑嘌呤和吗替麦考酚酯等。这些药物可以调节免疫系统反应，让它不再攻击肝脏，从而缓解肝脏炎症和损伤（详见第二章第六节）。

其他特殊药物

在某些特殊肝病的治疗中,我们需要用到一些特殊的药物进行针对性治疗,如针对原发性胆汁性胆管炎需服用熊去氧胆酸,针对铜代谢异常的肝豆状核变性需要给予青霉胺驱铜治疗,针对铁代谢异常的血色病需要给予去铁胺驱铁治疗,这些药物对特定肝病的治疗效果显著(详见第二章第七节)。

总之,肝病的药物治疗需要根据肝病的具体病因和病情来确定,不同病因的肝病治疗方案,以及同一种病因的肝病但是发生在不同患者身上,治疗方法可能也是有差异的。对于患者而言,需要保持积极的心态,配合医生治疗,这样才能更好地管理肝病、促进康复。

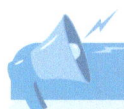

药物使用小贴士

- **遵医嘱** 无论使用哪种药物,都要严格按照医生的指导进行,不可随意更改剂量或停药。
- **定期检查** 定期到医院进行肝功能和病毒学指标的检测,以监控治疗效果和及时调整治疗方案。
- **注意副作用** 了解每种药物可能产生的副作用,若有不适则需及时就医。

第二节　重症肝病的"救星"：人工肝治疗

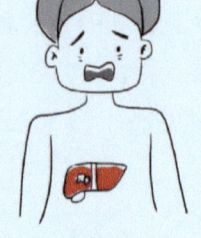

李大爷，65岁，某日突感浑身无力，皮肤也变得蜡黄，家人赶紧把他送到了医院。经过一系列检查，发现李大爷得了一种严重的肝病，肝功能指标急剧下降，已经出现了肝性脑病症状，情况十分危急。

医生说目前最好的办法是进行肝移植，但找到合适的肝源并不容易。看着李大爷的身体状况一天比一天差，家人心急如焚。就在这个时候，医生提出可以使用人工肝支持系统来缓解李大爷的病情。

随着人工肝支持系统的使用，李大爷的意识逐渐清醒，身体的各项指标也开始有了好转的迹象。这就为寻找合适的肝源赢得了时间，也让李大爷和他的家人重新看到了希望。

肝脏的临时"替身"

当我们的肝脏因各种原因（如肝炎、肝硬化等）受到重创，不能进行正常工作，而且可能引起严重后果时，有一种新兴技术在治疗肝病领域（尤其是重症肝病）起到很大的作用，它就是肝脏的"替身"——人工肝支持系统（以下简称"人工肝"）。人工肝是一种高科技医疗设备，它扮演着临时肝脏的角色，在患者等待肝移植或自身肝功能恢复的这段时间里，暂时代替肝脏行使一部分主要功能，改善肝衰竭并发症并可明显提高患者生存率。

血液的"净化器"

受损的肝脏就像坏掉的工厂,产生并排出许多对人体有害的物质,体内的毒素逐渐积累,身体状况变得越来越糟糕。这时,人工肝就像"净化器",暂时接管了肝脏的部分功能,通过一系列复杂的过滤和吸附过程,清除血液中的有害物质,让血液变得干净,同时为肝脏提供必要的营养,让身体环境保持稳定,为患者争取更多的治疗时间或获得等待肝源的宝贵机会。

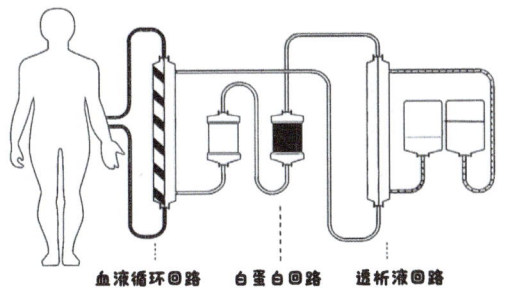

血液循环回路　　白蛋白回路　　透析液回路

人工肝科普小知识

浙江大学医学院附属第一医院李兰娟团队倾注 20 余年时间,创建了 3 种新型人工肝系统,分别是李氏非生物型人工肝(Li's non-bioartificial liver,Li-NBAL)、李氏生物型人工肝(Li's bioartificial liver,Li-BAL)和李氏混合型人工肝(Li's hybrid artificial liver,Li-HAL)。临床中用得最多的就是非生物型人工肝。

人工肝支持系统的使用,为肝病患者的治疗带来了新希望,让他们在等待肝移植或自身肝脏恢复功能的过程中,能够保持稳定。它不仅延长了患者的生命,也提高了他们等待期间的生活质量,是现代医学技术的一大创举。

第三节 革命性的突破：介入治疗

当确诊肝硬化或肝癌这类严重的晚期肝病时，许多患者都会陷入深深的忧虑中，脑海里充满着各种疑问：难道就只能接受大型手术带来的风险？有没有更温和的治疗方式呢？好消息是，随着医学的进步，介入治疗作为一种"轻量化"、高精准度的治疗手段，正在逐步解决这一系列问题，给广大肝病患者带来了福音。

介入治疗，就是通过微小干预直达病灶，实现治疗效果。它不需要像传统手术那样"大开刀"，让人胆战心惊；也摒弃了传统开放式手术的"重型装甲"，而是通过人体本身存在的一些通道，像血管或者自然的腔道，或者只需要在皮肤上做一个非常微小的切口，然后沿着这个微小通道采用导丝、导管等微型工具，在 X 光、超声或者 CT 等"透视眼"的引导下，精准定位，以最小的身体负担换取最大的治疗收益。

在这里主要了解下肝硬化并发出血时用到的 TIPS、肝动脉插管化疗栓塞术、射频消融术，还有胆管癌梗阻用到的经皮经肝胆管穿刺引流。

1. 给肝硬化"减减压"：TIPS

身陷肝硬化困境，每位患者的心头都悬着"石头"：门静脉压力如影随形；胃肠道出血的"警报"随时可能拉响；腹水悄无声息地积累，压迫感让人喘不过气……难道真的没有更好地解决办法了吗？这个问题在无数人心中回响。就在此刻，TIPS 作为一种先进且高效的治疗方法，开始进入公众视野，为这些绝望中求索的人们带来了新的曙光。

血管"拥堵"，多面"病魔"衍生

我们的肝脏就像一个繁忙的交通枢纽，各条血管就像是一条条公路，而门静脉和肝静脉是两条重要的"公路"，负责运输血液。但是，当肝脏生病（如肝硬化），这两条"公路"会变得拥挤，导致交通压力（门静脉压力）增大。而门静脉压力过高会引起食管或胃里的血管破裂出血（静脉曲张），或者产生大量的腹水。

架筑"立交桥"，挽救肝硬化

这时 TIPS 就像一个巧妙的立交桥，能有效缓解交通拥堵。那 TIPS 是怎么操作的呢？手术过程中医生会从你的脖子（颈部静脉）进入，采用血管造影技术穿过血管网络，到达肝脏内部。他们会在肝静脉和门静脉之间找到一个合适位置，用一种特殊工具（导丝和球囊）放入一根血管支架，建立一个流出的通道。当血液从门静脉进入后，通过 TIPS 支架直接流出肝脏，从而减轻门静脉的压力。因此，TIPS 能"立竿见影"地治疗食管胃底静脉曲张破裂出血和顽固性腹水等门静脉高压并发症。

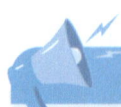 解密肝脏疾病

TIPS术后伤口护理小贴士

- **伤口观察** 每天查看2~3次伤口敷料有无渗血、渗液现象，关注伤口周围皮肤颜色变化，若有异常及时告知医护人员。
- **避免沾水** 伤口愈合前不沾水，如果不小心沾到水，应立即用干净的纱布轻轻吸干水分，然后尽快联系医护人员询问是否需要进一步处理。
- **避免污染** 尽量避免伤口接触灰尘、脏物等。不要用手直接触摸伤口，防止手上的细菌感染伤口。
- **注意伤口感觉** 疼痛、肿胀或麻木感异常时及时告知医护人员。

2. 给肝癌"断断粮"：TACE

肝癌就像一个贪婪的怪兽，不断地从肝脏中"吸食"营养，让我们十分烦恼。而肝动脉插管化疗栓塞术（transcatheter arterial chemoembolization，TACE）作为一种巧妙的战术，它不仅切断了"怪兽"的食物来源，还偷偷在它的饭碗里"下毒"，一举两得！那TACE具体是什么呢？

TACE是专门对付肝癌的，主要用于肿瘤偏大、处于晚期无法手术切除的肝癌患者。具体的操作过程：医生在X射线电视透视下进行插管操作，选择性插入到肿瘤供血靶动脉，然后往里面注入一种特殊的"毒药""堵门

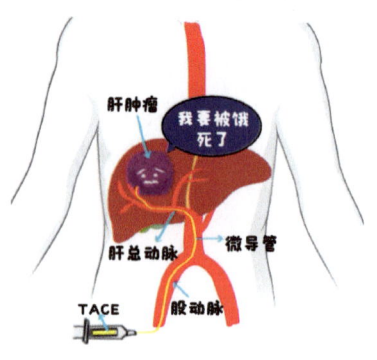

砖"——化疗药物和栓塞剂。化疗药物的目的是"毒死"癌细胞，栓塞剂的目的是使靶动脉血管闭塞、"饿死"肿瘤。因此，TACE既阻断了肿瘤的血液供应，又在肿瘤局部释放高浓度的化疗药物，达到杀伤肿瘤细胞的目的。

抗癌利剑，多利并存

TACE通过杀伤肿瘤细胞使得肿瘤体积变小，对于那些不能接受手术切除的晚期肝癌患者来说是首选的治疗办法。它定位准确、疗效明显，风险也比较低，尤其是还能够重复穿刺，多次使用，并且和其他技术配合使用（如靶向治疗、免疫治疗、放射治疗等）可以进一步提高治疗效果。虽然TACE无法完全消除肿瘤，但却能有效延缓病情进展、控制肿瘤。

慎筛禁忌证，警惕并发症

通过上文我们了解到了TACE的许多优点，可大幅提高生活质量和延长寿命。然而当患者存在以下几种情形，如重度黄疸、腹水、肝衰竭、肾衰竭、心力衰竭、凝血功能障碍、严重门静脉高压等，则不适合进行TACE。另外，在接受TACE后，部分患者可能会出现栓塞后综合征，表现为发热、腹痛、恶心和呕吐等，但我们无须过度紧张，这是手术后常见的应激反应，经过密切观察，大多数患者在1周左右即可恢复正常。

当然，如果出现了肝功能损伤或者持续性肝区疼痛，甚至是出血、感染及栓塞相关的并发症，则需要高度警惕。但是要相信你的经管医生，他们具有丰富的临床经验，在你接受治疗后会进行详细和密切的观察、评估，以便及时处理潜在的不良反应！

3. 一根细针灭肿瘤：RFA

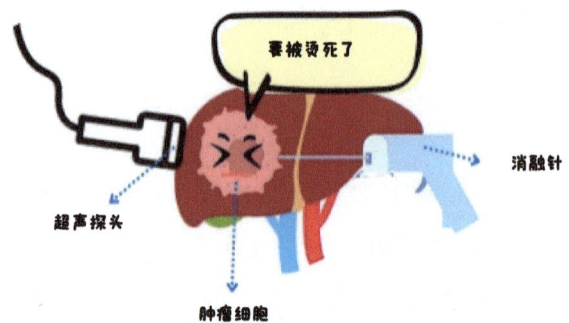

TACE 主要是消灭肝脏中的大肿瘤，但是当肿瘤较小、位置较深，TACE 操作起来比较困难时怎么办呢？这时候就需要借助射频消融术（radiofrequency ablation，RFA）了！RFA 主要用于处理"小而清晰并且局限"的早期肿瘤，通常是直径为 3～5 cm 的小肝癌。具体操作过程：医生借助 CT、B 超、MRI 或腔镜等"透视眼"的引导下，将消融针穿刺到肿瘤所在部位，通过消融组织区的离子发生振荡，摩擦产生热，温度达到 100 ℃左右，直接杀死肿瘤细胞或破坏异常组织。

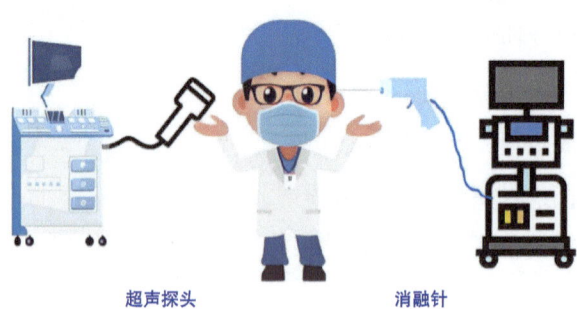

为什么 RFA "人气旺"

◆ **治疗过程简便、治疗时间短暂** 患者通常不需要全身麻醉，只需要局部麻醉，通过皮肤穿刺直接插入电极针进入肿瘤区域，进行局部加热消融，并且整个治疗时间通常为几十分钟。这种快速的治疗过程对于患者来说，无疑是降低了身体负担，减少了治疗过程中的焦虑感。

◆ **恢复快，住院时间短** 与传统的手术相比，RFA 的创伤小、恢复时间较快，大多数患者在治疗几天内就可以恢复正常活动，有的甚至可以直接在门诊治疗。

◆ **治疗效果较好、复发率低** 对于早期小肝癌，RFA 治疗效果可以长期维持，并且复发率低，可以有效缩小肿瘤或消除病变，从而提高患者的生活质量。

◆ **并发症较少** 由于 RFA 不需要大面积切开皮肤，也不需要像 TACE 那样进行深静脉的穿刺插管，因此其手术创伤较小，感染、出血的并发症风险也较低。

4. 给胆管"开个窗"：PTCD

在肝癌患者中，当肿瘤长在肝门部则会形成梗阻性黄疸，这些患者不仅全身皮肤发黄，还会出现寒战、发热、腹痛，严重者发生休克——这在医学上是指胆道梗阻引起的急性化脓性胆管炎！此时，仅仅护肝退黄、抗感染治疗是远远不够的，因为没有从根源上解决胆道梗阻。解除肿瘤引起的胆道梗阻的方式，除了手术便是经内镜逆行胆胰管成像（endoscopic retrograde cholangiopancreatography，ERCP）插入导管或支架，以便把胆汁引流出来、维持胆道的通畅。但是当患者无法行 ERCP 时，又不想做外科手术，则需要借助经皮经肝胆管穿刺引流（percutaneous transhepatic cholangial drainage，PTCD）。那什么是 PTCD 呢？

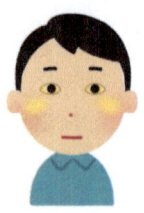

PTCD 是针对由肝门部肿瘤或胆道肿瘤、结石等引起胆道梗阻的一种微创治疗方法。这种手术是在影像设备的引导下，将一根细针穿透肝脏进入胆管，找到被堵塞的胆管，然后插入一根导管，让胆汁能够流出来，从而缓解胆道压力和黄疸症状。

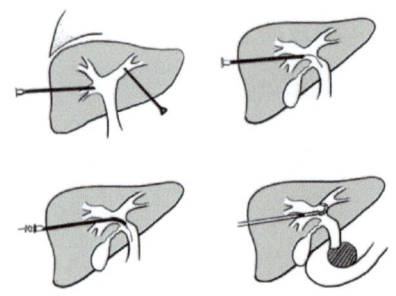

PTCD 的优点是可快速解除胆道梗阻、缓解黄疸，可应用于其他方法（如 ERCP）无法解决的胆道梗阻情况，有助于提高患者的生活质量。当然，操作过程中也可能发生胆道损伤、出血、感染等并发症，因此需要权衡利弊，通常在肝病科、消化科、肝胆外科等多学科的讨论下决定是否进行这种治疗。

第四节 直面肝病的"利刃":手术治疗

提到手术治疗,我们大多都会心生恐惧,一般情况下,能够"不动刀子"治疗肝病是最好的选择。然而,当患有通过非手术治疗无法有效控制或治愈的肝病,像肝癌、巨大的肝囊肿和肝血管瘤等,就不得不"动刀子"了!

如果是肝癌早期,手术切除是比较有效的办法,好比是把身体里的一颗"坏种子"连根拔掉;如果是肝囊肿或肝血管瘤比较大,压迫到周围的器官或者引起持续的疼痛,也可能需要手术;甚至当肝脏受到外伤破裂时,手术治疗能将破碎的肝脏缝补,修复其外形和功能。下面我们一起来了解下与肝病有关的几种外科手术。

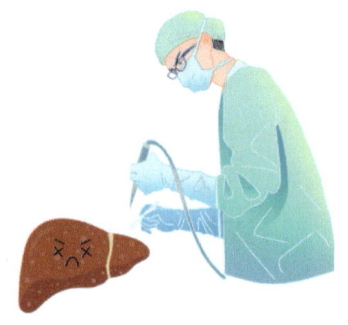

1. 肝脏的"雕刻刀":肝切除术

肝切除术是指将肝脏病变的部位通过外科手术的方式进行切除,可以是传统的开放手术,也可以是微创的腹腔镜手术,分为肝部分切除术和肝全切术。之所以能施行部分切除术是因为肝脏具有强大的再生修复能力,即使被切除了一部分,剩余的肝脏也能长出来,就像断尾的壁虎。

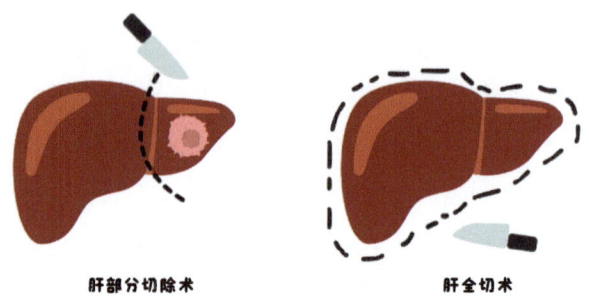

肝部分切除术　　　　肝全切术

什么情况下需要进行肝切除术?

肝切除术就像是肝脏的一项修理工程,主要针对肝脏里的那些"大麻烦",包括肝癌、肝囊肿、良性肝病等。首先用得最多的是早期原发性肝癌治疗,尤其是单个的、还没发生远处转移的大肿瘤;其次是一些较大的良性肝脏肿瘤,如肝血管瘤有破裂的风险,则可能需要手术切除。当然,在某些特殊情况下,例如,由外伤引起的肝脏破裂、难以治疗的较大肝脓肿,甚至是肝移植前都可能需要进行肝部分切除术以降低肿瘤负荷等。

术后隐藏的"威胁"

肝切除术虽然是治疗终末期肝病的有效手段,为许多患者带来希望,但仍然存在一定的不良反应。由于肝脏是一个血供非常丰富的器官,在行肝切除术时可能会损伤血管导致出血,甚至损伤胆管引起胆汁外漏,并发感染。肝切除术后,剩余的肝脏需要承担原肝脏的全部功能,如果术后发生肝功能不全,则可能引起肝衰竭。因此，大出血、感染、胆汁外漏和肝衰竭是肝切除术后的"四大威胁",需要充分做好术后护理和监测,减少不良反应的发生。

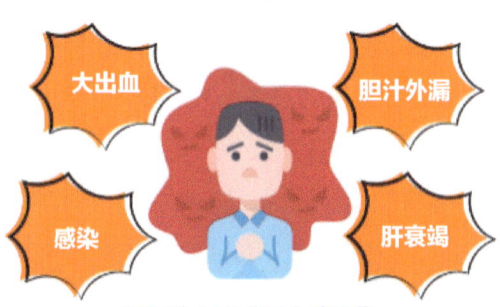

肝切除术后"四大威胁"

肝切除术后的恢复小贴士

- **手术后禁食** 患者术后应当禁食,在初次排气后可进食流质食物,再逐渐过渡到正常饮食。
- **注意保护手术切口** 术后7~10天拆除皮肤切口缝线,保持伤口清洁、干燥。在伤口完全愈合之前不可游泳和做剧烈转体运动。
- **饮食管理** 进食宜清淡、易消化,少食多餐,戒烟戒酒,切忌暴饮暴食。
- **避免受伤出血** 肝部分切除术后肝脏产生凝血因子的功能下降,容易造成凝血功能障碍,出血止血时间延长,所以在肝部分切除术后的恢复期内要尽量避免受伤。
- **定时检查肝功能、配合随访** 积极配合医生的随访或术后的其他治疗,出院后一般3~6个月定期检查肝功能。
- **保持良好的作息,保持心情舒畅。**

2. 封锁"肝血流":肝动脉结扎术

肝脏是一个非常特殊的器官,是人体中拥有双重血液供应的器官,它有 2 条主要的血液供应来源:肝动脉和门静脉。肝动脉提供 20%~25% 的血液供应,而门静脉提供剩余的 75%~80%。尽管肝动脉的血液供应量相对较小,但它提供了肝脏所需的大部分氧气。所以在肝脏大出血之时,通过结扎(即给肝动脉打个结、绑紧)肝脏的动脉,来减少或阻断流向肝脏的血液供应,能起到很好的止血效果。

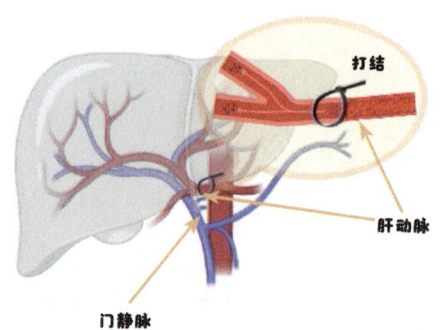

此外,肝动脉结扎术还可以用于治疗肝病造成的肝损伤、胆道出血或肝动脉瘤,甚至能通过减少氧气供应,"饿死"肿瘤细胞,帮助控制肝脏肿瘤的生长,可作为肝脏手术的术前准备等。

"结扎小手术"的操作过程

肝动脉结扎术可以通过开放式手术或微创手术(如腹腔镜手术)来进行。手术开始前,患者会接受全身麻醉,让整个手术流程就像"打了个盹",减少患者恐惧感。手术时,医生会在肚子上开个小口，然后逐层切开腹壁的组织，进入腹腔。在腹腔内，医生会仔细分离出肝固有动脉，并用手术缝线将其绑紧、结扎，这样就完成了"打结"。结扎后，肝脏的一部分血液供应被阻断，这有助于达到止血或控制肿瘤生长的目的。手术最后，医生会缝合手术切口，并在外部覆盖无菌敷料。手术后，我们不用担心肝脏缺少供血，那是因为肝脏具有一定的代偿机制，肝脏会用门静脉这个"备用供血管"来维持工作，门静脉的血液供应量会增加。

3. 肝病治疗的终极选择：肝移植

前面我们介绍了药物治疗、介入治疗、外科手术治疗，其终极目的都是挽救肝脏的"性命"，然而当肝脏"病入膏肓"，所有内科、外科方法都无法治疗时，患者将无法避免死亡，那该怎么办呢？——此时，肝移植就成为肝病患者的终极选择！

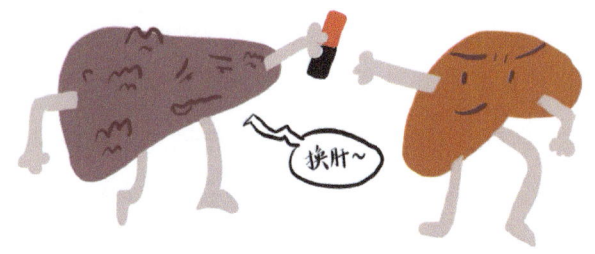

以肝换肝？肝脏的接力

肝移植手术，顾名思义，是将患者病变或不健康的肝切除，并用一个健康的肝脏替换它。在"换肝大行动"之中，医生会先小心地把病肝从患者体内取出来，然后替换为健康的肝脏，再仔细地把血管和胆管连接好，确保新肝脏能顺利工作，从而恢复肝功能，以提高患者生活质量，并延长生存时间。这种手术可以用于治疗多种终末期肝病，如肝硬化、暴发性肝衰竭、肝癌等。

充满"荆棘"的移植之路

肝移植听起来是一个难度极高的手术，但它的难度不在于手术本身，而在于肝源——肝源的稀缺一直都是肝移植的首要难题。合适肝源的获取如大海捞针，等待肝源期间，患者心理上的煎熬难以言表，担忧、恐惧时刻笼罩，无数患者在漫长等待中生命消逝，以至于肝移植之路困难重重！而肝移植术后，患者需要终身服用免疫抑制药物来防止排斥反应，目的就是让新的肝脏能适应宿主的身体环境。除此之外，终身服用免疫抑制药物可能会导致许多副作用，如糖尿病、高血压、骨质疏松、肾损伤等。

随着肝移植水平的提高和围手术期管理技术的完善，患者的生存状况有了显著改善，其5年生存率已接近70%。而长期的免疫抑制治疗是一把"双刃剑"，虽有助于防止出现排斥反应，但却大大增加了感染的风险，还可能引发各种并发症。而且患者必须调整生活方式，从饮食到作息等诸多方面都要适应新的要求。尽管如此，肝移植依旧是患者最后的希望所在，需要家人给予情感支撑，社会也应给予更多关注和援助。

肝移植科普小知识

肝移植历史可追溯到20世纪50年代末,当时前期肝移植因技术和免疫排斥问题多失败,直到1963年美国医生Thomas Starzl完成首例人体原位肝移植才有了重大突破。随后几十年,肝移植技术不断进步但仍面临供体短缺、免疫排斥、术后并发症等挑战。现代肝移植是终末期肝病的重要治疗手段,每年超过10万例手术,还有活体肝移植、劈离式肝移植、辅助性肝移植等创新技术。未来将聚焦提高供体利用率、减少免疫排斥、降低并发症发生率,且人工智能、3D打印等技术有望带来新可能。

第五节 身体的"治疗师":营养支持治疗

当面对多种肝病时,"营养"就像是我们身体的"治疗师",它不仅能够提升我们的战斗力,帮助身体对抗疾病、恢复活力,还能加速康复过程,促进肝组织修复,让我们的生活质量直线上升。所以,让我们一起解锁正确的营养策略,为肝脏"加油打气"吧!

首先,我们要确保能量满满。对于营养不足的肝病小伙伴,每天摄入的能量应该在 $30 \sim 35 \text{ kcal}$,就像为你的身体加满油,让你每天都活力四射。而且,蛋白质的补充也超级重要,我们推荐 $(1.2 \sim 1.5)\text{ g}/(\text{kg} \cdot \text{d})$ 的蛋白质摄入,植物蛋白是最佳选择,它含有较少的氨基酸,有助于减轻肝脏的代谢负担,且富含纤维,对肠道健康有改善作用。

但要注意，如果遇到肝性脑病这个"大反派"，可能需要暂时减少蛋白质的摄入，直到情况好转。而一旦身体适应了，我们就可以逐渐增加蛋白质的摄入量，让身体状态回到正轨。同时，支链氨基酸（branched chain amino acid，BCAA）就像是身体的秘密武器，能帮助肝性脑病患者的肝脏更加"坚强"。维生素和微量元素就像是身体的超级充电宝，尤其是对于那些肝功能不那么好的朋友，更是不能少的。

患者应避免长时间的饥饿，少食多餐，每天4～6餐，这样既能保持能量供应，又不会给肝脏带来太大负担。而如果通过正常饮食无法满足营养需求，就需要通过肠内营养或肠外营养来支持我们的身体，确保身体得到所需的能量和营养素，让肝脏得到最好的照顾。

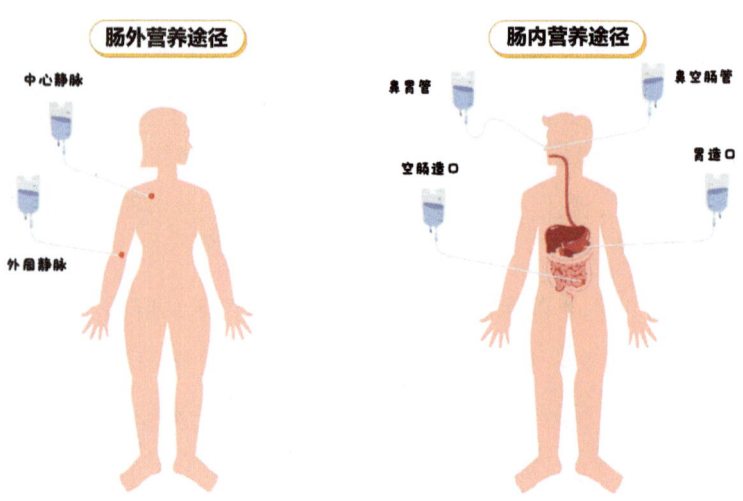

第六节　新疗法、新技术护航肝脏健康

我们在前面已经了解了目前针对肝病各式各样的治疗手段，包括药物治疗、人工肝治疗、介入治疗、外科手术治疗，甚至肝移植等，其一定程度上缓解了临床症状、改善了患者的生存质量。随着医疗技术的进步，近年来肝病的治疗领域取得了许多重要进展，越来越多的新疗法和新技术被开发出来并应用于肝病的治疗，例如，间充质干细胞移植治疗、3D打印类肝器官的研发，给当下肝移植困境带来了新的希望！

1."变形金刚"：间充质干细胞移植

间充质干细胞移植可作为肝移植的替代方法。在肝病治疗的战场上，科学家们发现了一种神奇的"秘密武器"——间充质干细胞（mesenchymal stem cell，MSC），它们是具有自我更新能力的多能细胞，来源于中胚层的多能基质细胞，可以从多种组织、器官、体液（如脂肪组织、真皮、肌肉、羊水等）中分离出来，它们就像是"变形金刚"，能根据战场（肝脏）的需要，变身成各种不同的"特种细胞士兵"，帮助肝脏恢复健康。

间充质干细胞的"超级功能"

◆ **分化**　当间充质干细胞移植到肝内，可以"变身"分化为功能性肝细胞并进行增殖，以补充肝细胞数量，从而修复受损肝脏、促进肝功能的恢复。

◆ **调节** 间充质干细胞能调节体内的"免疫军团",如调节T细胞、B细胞等免疫细胞的活化增殖,减少炎症细胞的活性,减轻肝脏的炎症损伤。

◆ **抗纤维化** 间充质干细胞通过分泌基质金属蛋白酶(matrix metalloproteinase,MMP)等分解酶,降解肝脏中过多的胶原蛋白,并抑制肝星状细胞的活化,从而减缓肝纤维化的进展。

◆ **组织修复** 间充质干细胞通过旁分泌作用分泌多种生长因子,如肝细胞生长因子(hepatocyte growth factor,HGF)、表皮生长因子(epidermal growth factor,EGF)等,可促进肝细胞再生、改善肝功能。

◆ **抗氧化** 间充质干细胞能够分泌抗氧化物质,减少自由基的生成,保护肝细胞免受氧化应激的损伤。

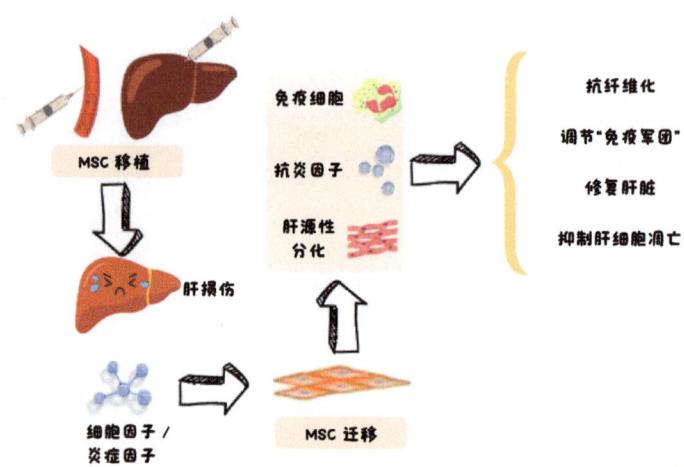

间充质干细胞移植：未来治疗之星

虽然间充质干细胞治疗肝病的机制尚且复杂，而且不完全明了，但是它在肝脏疾病的修复和再生中发挥了重要的作用，尤其是对肝硬化、急性肝衰竭和免疫性肝病的治疗。随着再生医学的不断进步，间充质干细胞的治疗潜力正在被逐步解锁，同时它的长期效果和安全性也需要更多的临床研究来证实。相信未来，它能为更多肝病患者带来治愈的曙光，还可能在更多疾病领域中展现其"变形金刚"般的神奇能力，让医学界迎来一场革命！

2. 神奇"造肝术"：3D 打印肝脏类器官

打印机是我们日常生活中常用的工具，可以自由打印出我们想要的图片。如今 3D 打印技术盛行，它的出现将打印的范围不局限于平面，可以打印出立体的物体。我们可以想象，如果医生们有了一台神奇的"器官制造机"，就像我们平时用的 3D 打印机一样，能"打印"出我们需要的肝脏，这听起来像是科幻电影的情节，但实际上，3D 打印技术正在让这个梦想逐渐变成现实，尤其是在治疗肝病方面，它正展现出前所未有的潜力！

肝脏短缺？我们"印"一个！

3D 打印技术带着"生物墨水"来改变"备用肝"短缺的局面。"生物墨水"可不是普通的墨水，它包含了各种细胞及细胞外基质等原料，通过计算机辅助设计和 3D 生物打印机，科学家们能够逐层堆叠这些材料，构建出具有复杂结构和功能的肝组织。

解密肝脏疾病

这些组织不仅在形态上可模拟真实肝脏，还能在体外和体内展现出一定的肝功能水平。这个过程有点像用积木搭建模型，但这里的积木是细胞与其他生物材料。随着技术的不断完善，未来可能实现根据患者具体情况定制打印的肝脏，为终末期肝病患者提供个性化治疗方案。这不仅能够缓解供体短缺的问题，还可能减少器官排斥反应，提高移植成功率。

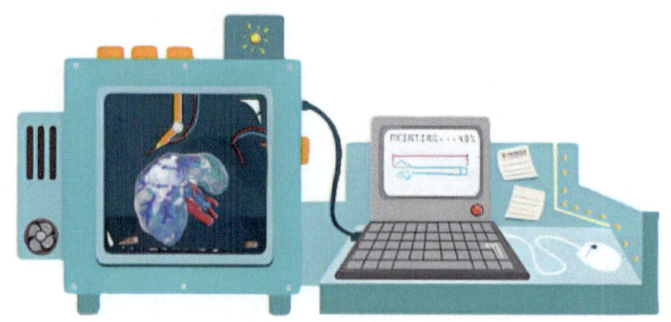

3D 打印类器官"革命"路漫漫

当然，尽管 3D 打印类器官治疗展现出巨大的潜力，也在小鼠实验中得到突破，但目前仍面临一些挑战，例如，如何让打印的肝脏更"聪明"，提高打印类器官的功能性，让其能长期稳定工作，确保长期存活率及可以批量规模化生产等。未来的研究需要解决这些问题，并需进一步优化打印过程和生物墨水的组成，以推动这项技术的临床转化和广泛应用。随着研究的深入，3D 打印类器官治疗有望成为肝病治疗领域的一场革命。科学家们正全力以赴，希望将这项技术从实验室带到医院，最终实现肝病治疗的革命性突破。

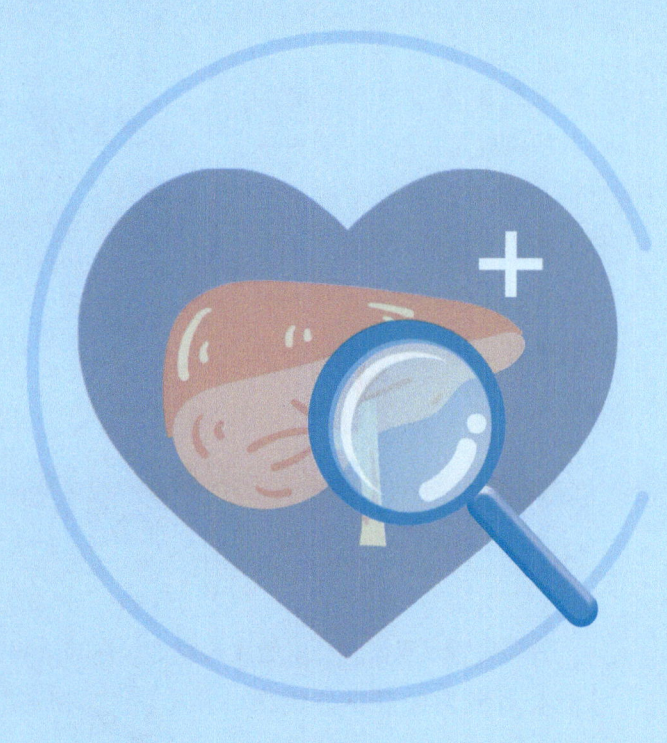

第五章

养成好习惯，肝病靠边站

解密肝脏疾病

调整生活习惯对于肝病患者的康复至关重要。良好的生活习惯不仅有助于缓解症状，还能提高治疗效果。以下是一些具体的建议，可以帮助肝病患者调整生活习惯以促进康复。

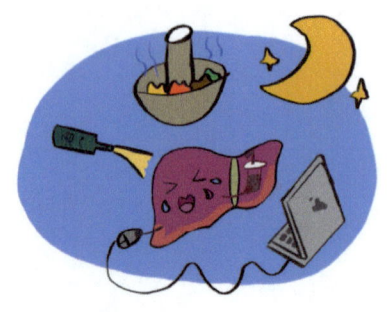

第一节　戒烟限酒！别让烟酒迫害你的肝脏

吸烟喝酒双双做，肝脏健康离家走。你知道吗？吸烟和喝酒可能会对我们的肝脏造成伤害，从而导致皮肤发黄、面色晦暗、精神萎靡，从而影响我们的"颜值"，它俩可是肝脏健康的两大"隐形凶器"哦！

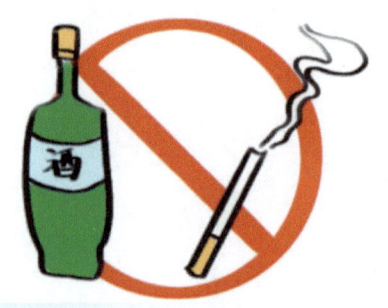

1. 吸烟与肝病

吸烟会给肝脏带来许多损伤。

◆ **自由基增多**　吸烟会产生很多有害的自由基，这些自由基就像是一群调皮捣蛋的小鬼，在我们的身体里到处搞破坏，特别是针对肝细胞，会让它们受伤甚至死亡。

◆ **炎症反应**　吸烟还会让我们的免疫系统过度兴奋，产生更多的炎症因子，这些炎症因子会让肝脏一直处于"战斗状态"，久而久之，肝脏就会变得疲惫不堪。

◆ **影响肝脏血流** 吸烟还会收缩血管，也就是让肝脏的血管变窄，这样肝脏就不能得到足够的血液供应，工作效率自然就降低了。

◆ **影响治疗效果** 吸烟还可能会影响某些药物在体内的代谢和治疗效果，降低肝病治疗的有效性。

2. 喝酒与肝病

喝酒亦是肝脏健康的一大"凶器"。

◆ **酒精性肝病** 长期大量喝酒，可能会让肝脏变成"大胖子"（脂肪肝），然后发展成"发炎的大胖子"（酒精性肝炎），最后可能变成硬邦邦的"石头"（肝硬化）。

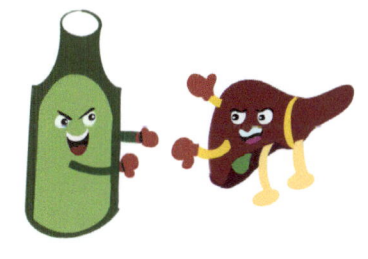

◆ **增加肝脏负担** 酒精主要是靠肝脏来处理，如果你喝得太多，肝脏就得"加班加点"地工作，长期下来，肝脏就会被"累坏"，从而导致肝病的发生。

◆ **乙醛的毒害** 酒精在肝脏里会变成一种叫乙醛的有毒物质，这个东西对我们的肝脏来说是个"大坏蛋"，它会直接伤害肝细胞，还会引起更多的炎症和纤维化。

◆ **加重其他肝病** 饮酒可能会加重其他肝病的病情进展，如病毒性肝炎、非酒精性脂肪性肝病。

解密肝脏疾病

3. 烟酒联手，危害更大

吸烟和喝酒一起做，对肝脏的伤害可不是"1+1=2"那么简单，它们互相作用会导致破坏力增强，具体如下。

◆ **氧化应激增强** 两者都会增加体内的自由基，加倍伤害肝脏。

◆ **炎症反应加剧** 两者都会让免疫系统更加活跃，加快肝脏炎症反应和纤维化进程。

◆ **影响代谢** 两者可能会互相影响对方在体内的代谢，让有害物质更容易在肝脏里堆积。

为了保护我们的肝脏，建议大家尽量戒烟限酒。如果已经患有肝病，那就更应该远离烟酒，这样才能更好地控制病情，提高生活质量！

第二节 舌尖上的疗愈：用美食呵护你的肝脏

在我们的日常生活中，饮食习惯对健康的影响不可忽视，尤其是对肝脏的健康。当我们在享受美食时，是否曾想过，自己的一餐一饮正在潜移默化地影响着肝脏的健康？更重要的是，如果患上了肝病，我们该如何通过饮食进行干预呢？

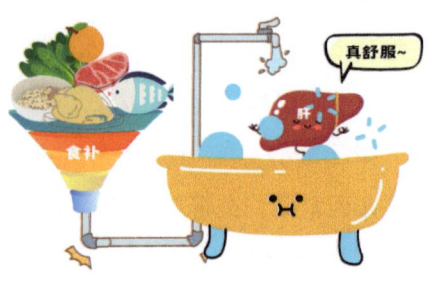

1. 如何"吃"出健康的肝脏

肝脏"轻松"从低脂饮食开始

肝脏喜欢"轻松"的工作环境，因为过多的脂肪会增加肝脏的负担，特别是饱和脂肪和反式脂肪，它们可能会导致脂肪肝。因此，选择低脂食物，如瘦肉、鱼、豆类和大量蔬菜，可以帮助肝脏轻松完成它的清洁工作。

高纤维食物为"化工厂"解压

高纤维食物，如全谷物、水果和蔬菜，可减少肠道对毒素的吸收，减轻肝脏的解毒压力，也有利于肠道健康。

适量蛋白质给肝脏"充电"

蛋白质是肝脏的"燃料"，可帮助肝脏修复受损的细胞，生产重要的酶和激素。优质蛋白质来源包括鱼、鸡肉、豆腐和鸡蛋等。但是，如果肝病已经影响到肝脏的代谢功能，过多的蛋白质也可能给肝脏带来负担，尤其是出现肝性脑病时，需要限制蛋白饮食，所以务必根据医生的建议适量摄入。

丰富的维生素和矿物质"大餐"

维生素和矿物质是肝脏的"营养品"，它们可帮助肝脏保持活力。多吃富含维生素 C、维生素 E 和矿物质（如镁、硒）的食物，如新鲜水果、绿叶蔬菜和坚果，可以为肝脏提供其所需的营养，增强其功能。

水分，肝脏的"清洁剂"

水是生命之源，也是肝脏的"清洁剂"。充足的水分可以帮助肝脏排毒，保持血液的流动，减少肝脏负担。患者应每天至少喝8杯水，让肝脏保持最佳状态。

低糖护肝，减少损伤

肝病患者需要避免高糖饮食，因为高糖饮食会增加肝脏的代谢负担，可能导致血糖波动，长期如此容易引起糖尿病，对肝脏造成持续性的损伤。因此，为了保护肝功能并促进病情恢复，肝病患者应控制高糖食物的摄入。

低盐饮食，平衡水盐

限制盐分摄入对肝脏健康尤为重要，因为过多的钠盐摄入会增加血液体积和升高血压，从而增加心脏和血管的负担。对于肝功能不全的患者，这可能导致液体在体内积聚，进一步加重肝脏的负担，并可能引起腹水和水肿。此外，高盐饮食还可能加剧肝脏炎症和纤维化的进程，不利于肝脏的修复和肝功能维护。因此，减少盐分摄入，就像控制施肥量，让肝脏不会因"肥料过重"而受损。

少食多餐，避免"过载"

肝病患者通常需要少食多餐，以减轻消化系统的负担，避免一次性摄入过多食物导致身体不适。这种饮食模式有助于维持血糖水平的稳定，减少能量峰值和低谷的发生，对于肝病合并糖尿病患者尤为重要。此外，肝病患者的肝功能通常已经受损，消化吸收能力下降，少食多餐可以减少胃部扩张和不适，促进更好的消化吸收，通过减少单次进食的量，患者自身也会感到更加舒适，有助于改善整体的营养状况和提高生活质量。

2. 肝病患者能否"吃肝补肝"

民间常有"吃啥补啥"之说，那对于肝病患者来说，"吃肝补肝"的方式正确吗？答案是否定的，肝病患者吃肝不仅不能补肝，反而可能加重病情，原因如下。

◆ **肝脏中存在毒素** 肝脏是人与动物最大的解毒器官，人与动物体内的各种毒素大多都经由肝脏代谢、排泄，故而肝脏是"解毒圣手"，但其也残留许多毒素。肝病患者由于肝功能受损，肝脏正常解毒功能降低，如果食用动物肝脏，其自体肝脏不能良好地代谢，毒素难以及时分解，会加重肝脏负担，从而不利于肝病痊愈。

◆ **高胆固醇和脂肪含量** 动物肝脏中的胆固醇和脂肪含量较高，对于某些肝病患者（如脂肪肝或肝硬化患者），高脂肪和高胆固醇食物的摄入可能会加剧肝脏的脂肪堆积和胆固醇代谢问题。因此，这类食物对这类患者并不适宜。

◆ **肝脏负担过重** 肝脏是身体代谢和解毒的"中心"，动物肝脏中含有高浓度的维生素 A 和大量的铜元素，长期过量摄入可能引起维生素 A 中毒或铜聚集，会加重肝脏负担，甚至引起毒性反应。

因此，对于肝病患者来说，"吃肝补肝"是不正确的，应少食动物肝脏为佳。

第三节 动起来，肝更棒：运动养肝，活力满满

"运动使人愉悦"——适宜的体育运动不仅能增强体质和抗病能力，还可以改善人的情绪与精神状态。对于肝病患者，合理的运动能够帮助其促进血液循环、调节胃肠消化吸收能力、提高免疫功能；尤其对于脂肪肝患者，运动能促进脂肪分解，降低血脂和体重，有助于肝病的预防与康复！然而，如果运动不恰当也会导致病情进一步加重，因此患肝病后应遵循医生的意见，只有根据自身情况制定个体化运动方案，才能发挥运动对人体的有益作用。

1. 有氧温和，助力康复：这些运动可"健肝"

肝病患者在选择运动时应优先考虑低至中等强度的有氧运动，这有助于改善血液循环和新陈代谢、提高心肺功能、减轻肝脏淤血，并可以改善消化和吸收功能。长期坚持有氧运动还可以消耗多余的脂肪、改善脂肪性肝病的肝功能、加速糖的利用、减少糖对脂肪的转化。以下是一些适合肝病患者的运动类型。

◆ **散步** 散步是一种强度低、简单易行的有氧运动，对于肝病患者，适当的散步可以帮助提高身体的代谢功能，促进血液循环和肝脏健康。

◆ **太极拳** 柔和的动作有助于促进胃肠道蠕动、增加食欲、减轻腹胀等不适症状。

◆ **瑜伽** 对于肝病患者，通过一系列基础的、低强度的瑜伽动作，可以提高身体灵活性和平衡性，帮助促进消化，减少腹部不适，减轻压力和改善心理状态，最终提升整体生活质量。

◆ **慢跑和骑自行车** 慢跑和骑自行车是低冲击的有氧运动，在肝病稳定期，可以锻炼心肺功能，同时也能控制体重，但应避免在急性发作期进行。

◆ **游泳** 游泳是一项全身运动，能够锻炼到大部分肌肉群，增强心肺功能，非常适合肝病患者，但肝病患者应注意水温和自身体能，避免过度劳累。

◆ **呼啦圈和跳舞** 呼啦圈和跳舞都属于有氧运动，有氧运动对非酒精性脂肪性肝病患者的肝功能、BMI及血脂代谢指标均具有显著效益，可以帮助改善肝功能和整体健康状况。

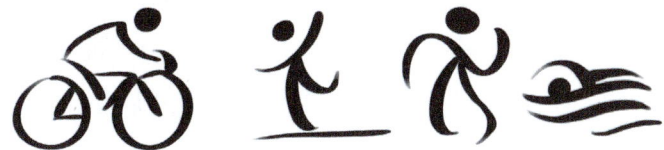

2. 高强运动，伤身劳肝

肝病患者在进行身体活动时需谨慎，以避免加重肝脏负担或引发其他并发症。以下是一些肝病患者应避免或需谨慎进行的运动或活动。

◆ **高强度的运动** 如马拉松、高强度间歇训练,可能增加肝脏的代谢负担,对肝功能不佳的患者不利。

◆ **重力依赖性运动** 如举重、深蹲等需要大量肌肉参与的运动,可能会导致腹压增高,对于有腹水或肝硬化、门静脉高压的患者,可能会加重病情。

◆ **高风险运动** 如接触性运动(拳击、足球等),可能会增加肝脏受伤的风险,尤其是对于肝硬化或脾大的患者。

◆ **长时间的运动** 持续时间过长的运动,如长途骑行或长距离游泳,可能会导致身体过度疲劳,影响肝脏的修复和再生。

◆ **脱水和过热的活动** 如在高温或干燥环境下进行的运动,容易造成脱水和体温过高,对肝功能不利,尤其是对于有黄疸或肝衰竭的患者。

◆ **剧烈的腹部运动** 如仰卧起坐、平板支撑等,可能会增加腹压,有肝硬化、腹水的患者应避免这类运动以降低肝脏和门脉系统的压力。

◆ **高冲击运动** 如跳跃、跑步等，对肝大、脾大的患者可能增加内脏损伤的风险。

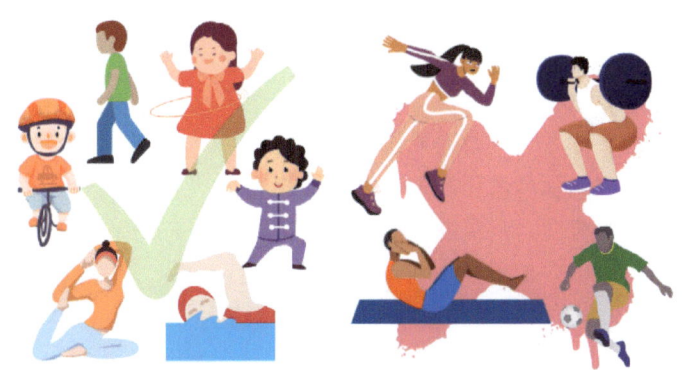

运动疗法小贴士

- 循序渐进的原则，运动量由小到大。
- 运动前做好准备工作，避免受凉感冒。
- 不宜空腹运动，以免发生低血糖。
- 定期监测体重、血糖、血脂等，评价运动疗法的效果。
- 咨询医生或专业医疗人员，根据个人健康状况制订合适的运动计划。
- 运动时应注意身体反应，避免过度疲劳，并在运动后进行适当的休息。

解密肝脏疾病

第四节 不做"夜猫子",养好你的肝

22岁小伙儿熬夜后突发肝衰竭

一名22岁的男性因为长期熬夜玩游戏,最终导致急性肝衰竭。他的尿液呈黄色,全身皮肤变黄,如果不及时接受治疗,可能会陷入肝昏迷,出现生命危险。幸运的是,他最终接受了肝移植手术并康复。

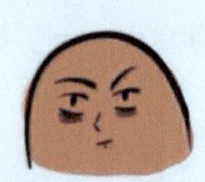

你知道吗?熬夜不仅会影响第二天的精神状态,还可能悄悄地伤害我们的肝脏!

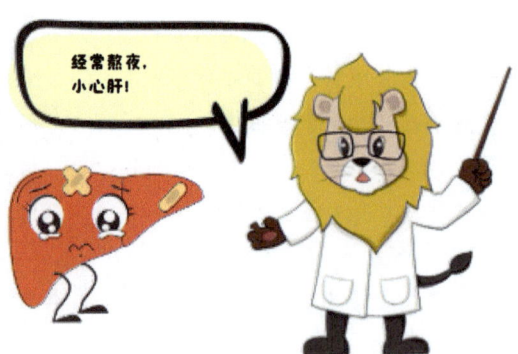

1. 在夜间,肝脏起什么作用

肝脏是人体的重要解毒器官,它在夜间会进行自我修复和排毒工作。晚上11点到凌晨3点是肝脏最佳的修复时间。如果我们在这个时间段没有进入深度睡眠，肝脏的修复和排毒工作就会受到影响，长期如此会增加患肝病的风险。

2. 熬夜会对肝脏造成什么损伤

◆ **生物钟紊乱** 人体的生物钟（昼夜节律）对各个器官的功能都有重要影响，肝脏也不例外。熬夜会打乱生物钟，导致内分泌失调、免疫力下降等问题，这些都会间接影响肝脏的健康。

◆ **代谢紊乱** 长期熬夜会影响身体的代谢功能，增加肥胖、糖尿病等代谢性疾病的风险，而这些疾病都与肝脏健康密切相关。例如，肥胖容易导致脂肪肝，而糖尿病则可能引起肝炎。

◆ **增加肝脏负担** 熬夜时往往伴随着不规律的饮食和生活习惯，如吃夜宵、饮酒等，这些行为都会增加肝脏的负担，使其长期处于超负荷状态，容易引发各种肝病。

◆ **影响情绪和心理** 长期熬夜会导致情绪波动、焦虑和抑郁，这些心理状态的改变会进一步影响肝脏健康，因为情绪压力会导致肝脏代谢功能的失调。

3. 我们该怎样避免熬夜对肝脏的伤害

◆ **保证充足睡眠** 尽量在晚上 11 点前入睡，保证每天 7～8 小时的睡眠时间。

◆ **合理饮食** 避免在睡前过度进食，减轻肝脏的夜间工作负担。

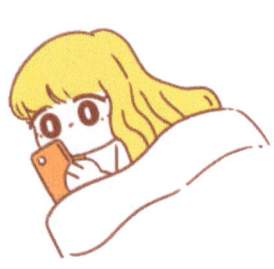

◆ **适量运动** 白天进行适量的运动,有助于提高夜间的睡眠质量。

◆ **放松心情** 避免熬夜时的过度紧张和焦虑,可以通过冥想、深呼吸等方式放松心情。

熬夜对肝脏的伤害是潜移默化的,长期下去可能会引发各种肝病。为了保护肝脏健康,建议大家尽量避免熬夜,保持规律的作息习惯。记住,健康的肝脏离不开我们的细心呵护!

第五节 保持良好心情,给肝脏一个"拥抱"

肝脏,我们身体的"化学工厂",每天都在默默无闻地工作,清理毒素、运输营养、调节激素,它的健康直接影响着我们的身体状态。当肝脏遇到"疑难杂症"时,它更需要我们以积极的心态去温柔对待,有效的心情管理对于提高生活质量、促进康复至关重要。

1. 心情与身体的奇妙联系

你是否注意到,当心情好时,身体似乎也跟着轻盈起来?这是因为我们的情绪和身体是紧密相连的。当我们感到快乐、放松时,体内会释放出一些有益的化学物质,如内啡肽,这些物质可以提升免疫力,帮助身体更好地抵抗疾病。相反,长期的焦虑、抑郁会引发身体的应激反应,导致激素失衡,增加肝脏的负担。

良好的心情就像给肝脏一个温暖的"拥抱"。当我们心情愉快时,身体的代谢会更加"顺畅",肝脏的工作效率也会提高。肝脏喜欢"轻松"的环境,当我们心情放松,肝脏就能更好地执行它的"清洁""修复"任务,保持功能稳定。

2. 心情佳,促康复

面对肝病,患者往往会经历一系列复杂的情绪,如恐惧、焦虑、抑郁、无助等。积极的心态不仅是精神支柱,也是康复的助力。研究表明,乐观的人在面对疾病时,往往有更好的治疗依从性,更愿意采取健康的生活方式,这些都有助于病情的稳定和身体的康复。

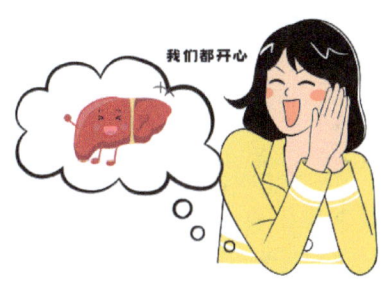

3. 好心情,铸就好肝脏

我们该如何保持一个健康的心态呢?以下几点有助于我们心情"美美哒"。

◆ **接受与理解** 首先,接受自己患有肝病的事实,了解疾病的性质和治疗的可能性。通过与医生的充分沟通,获取准确的医疗信息,减少因未知而产生的恐惧。

◆ **积极心态** 保持乐观和积极的态度，相信医学的进步和个人的恢复能力。积极的心态有助于增强免疫系统功能，对抗疾病。

◆ **情绪表达** 找到合适的方式表达自己的感受，无论是与家人、朋友交流，还是通过写日记、绘画、音乐等方式抒发情感，都有助于情绪的释放和心理压力的减轻。

◆ **放松练习** 学习一些放松技巧，如深呼吸、瑜伽或冥想，这些都有助于减轻压力，改善睡眠质量，让心情更加平和。

◆ **专业咨询** 寻求心理咨询师或精神科医生的帮助，进行心理干预。专业的心理辅导可以提供有效的应对策略，帮助患者更好地管理情绪。

◆ **健康的生活方式** 保持规律的作息、均衡的饮食、适量的运动，这些都有助于身体和心理的健康。同时要远离酒精、烟草等有害物质，它们不仅会损伤肝脏，也会加重人们的心理负担。

◆ **社交活动** 参与社交活动，与他人建立积极的联系，可以调动积极的情绪、减少孤独感。加入肝病患者支持小组，与经历相似的人交流，可以获得情感支持和实用建议。

◆ **目标设定** 设定短期和长期的个人目标，无论是健康目标、职业目标还是个人兴趣，都可以为生活带来动力和意义，帮助患者保持积极的心态。

◆ **信息筛选** 避免过度关注负面信息，尤其是互联网上的非专业信息。选择可靠的信息来源，如专业医疗网站或官方健康指南。

第六节 定期体检，"三早"护肝

对于当今追求健康生活的"养生一代"，特别是有肝病家族史、长期饮酒、用药史的人群，定期体检是非常重要的，"早期发现、早期诊断、早期干预"可以显著改善肝病的预后。患有肝病的患者，定期体检能够监控病情的变化并及时调整治疗方案。

1. 常规项目有哪些

我们应按照医生的建议，定期进行肝功能检查和其他相关检查。以下是一些常规的检查项目。

◆ **乙肝五项** 用于检查乙肝病毒感染的标志物状态，评估病毒复制水平。此检查旨在精准判断个体是否感染乙肝病毒，是守护肝脏健康的第一道防线。对于担心乙肝病毒感染风险的人群，此检查不可或缺。

◆ **肝功能检查** 包括丙氨酸氨基转移酶、天冬氨酸氨基转移酶、碱性磷酸酶、胆红素等。鉴于肝脏在解毒、代谢、胆汁分泌及免疫防御等方面的重要作用，一旦其功能受损，将直接波及全身。因此，通过肝功能检查，能够及时了解肝脏受损情况，为后续治疗提供科学依据。

◆ **血常规** 虽看似常规，却能在一定程度上反映肝脏健康状况。通过观察白细胞、血小板等指标的变化，可以间接推断患者是否存在脾大、脾功能亢进等肝硬化相关症状，为患者制定个性化治疗方案提供有力支持。

◆**甲胎蛋白检测** 作为高度特异性的肝癌标志物，甲胎蛋白的检测对于肝癌的早期诊断具有重大意义。通过监测甲胎蛋白水平的变化，我们可以有效鉴别肝癌与其他肝脏疾病，为患者争取宝贵的治疗时间。

◆**B超** 利用彩超技术，我们能够直接观察肝脏的形态、大小、边缘及内部结构变化，评估肝脏的大小、轮廓、血液流动、回声及病灶情况等，有助于诊断肝脏的损伤程度和实质性病变（如脂肪肝、肝硬化、肝囊肿、血管瘤、肝脓肿等多种肝脏疾病），实现疾病的早发现、早诊断、早治疗。

◆**CT** 如果B超发现不确定的病变，可以做CT用于进一步检查，以明确病变性质和病情发展程度。

2.多久体检一次

◆**健康人群** 建议每年进行1次肝功能检查和腹部超声检查。

◆**有慢性疾病或肝癌家族史的人群** 建议每半年进行1次检查。

◆**肝病患者** 应根据病情和医生建议，定期进行上述检查，病情稳定的患者可能每3～6个月检查1次，而病情严重或不稳定的患者可能需要更频繁的检查。

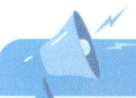

健康体检小贴士

- 有些检查项目需要空腹,通常建议在早上进行。
- 检查前应避免饮酒和食用高脂食物,以确保检查结果的准确性。
- 告知医生自身药物使用情况,特别是对肝脏有影响的药物。
- 避免剧烈运动,以免影响检查结果。
- 孕妇在进行肝功能检查时应告知医生自己的孕期,因为某些检查可能对胎儿有影响。

参考文献

[1] 郁士娟.腹部超声讲座（4）肝脏（1）.中国乡村医药，2001，8（12）：49.

[2] 刘洪亮，江竹筠，隋笑捷，等.肝脏切除后肝脏再生的研究进展.临床医学进展，2023，13（6）：10088-10094.

[3] 沈启明.肝脏的生理功能.肝博士，2022（4）：35-37.

[4] 曹惠霖.病毒性肝炎及其预防.中国疫苗和免疫，2001，7（5）：292-299.

[5] 彭姗姗，杨永峰.遗传代谢性肝病的临床特征及诊断思路.临床肝胆病杂志，2019，35（8）：1663-1666.

[6] 中华医学会肝病学分会脂肪肝和酒精性肝病学组，中国医师协会脂肪性肝病专家委员会.非酒精性脂肪性肝病防治指南（2018更新版）.现代医药卫生，2018，34（5）：641-649.

[7] 杨敏，卢明芹.肝细胞性黄疸的诊断与治疗.实用肝脏病杂志，2018，21（2）：160-162.

[8] 毛远丽.肝功能实验室检查的评价.中国临床医生杂志，2006，34（11）：56-58.

[9] 杨田田，陈娜，李金玲，等.乙肝患者免疫5项及肝功能检查的临床意义分析.中国医疗器械信息，2019，25（23）：144-145.

[10] 赵小鹏.肝功能检查实用指南.食品与健康，2024，36（3）：42-43.

[11] 王勤.教你读懂肝脏B超检查.肝博士，2013（2）：20-21.

[12] 卢春容.B超为什么出现误差？如何正确看待肝脏B超检查结果.保健文汇，2020（20）：64.

[13] 段常青.CT增强扫描在肝脏创伤中的诊断价值分析.中国医药导刊，2012，14（2）：244-245.

[14] 曹学胜.MRI、CT定量分析肝脏脂肪变准确性的对比研究.影像研究与医学应用，2024，8（8）：69-71.

[15] 邓臣前，孙娟.食管胃底静脉曲张出血的内镜诊断和治疗指南解读.中国临床医生杂志，2023，51（7）：775-780.

[16] 肝脏穿刺活检湘雅专家共识编写组.肝脏穿刺活检湘雅专家共识.中国普通外科杂志，2021，30（1）：1-8.

[17] 焦宇兵，黄新辉，李灵，等.经颈静脉肝穿刺活组织检查术在肝脏疾病中的临床应用分析.现代消化及介入诊疗，2022，27（10）：1303-1307.

[18] 王征，侯维，郑素军.二代测序在遗传代谢性肝病诊断应用中的挑战及思考.临床内科杂志，2024，41（4）：221-225.

[19] 库尔班江·阿布都西库尔，王建设.遗传代谢性肝病之"百变面孔".临床肝胆病杂志，2019，35（8）：1657-1662.

[20] 王建.甲肝科普知多少.家庭医学，2021（6）：26-27.

[21] 王艺博，孙小雨，徐艳玲，等.甲肝病毒及其疫苗研究现状.中国生物制品学杂志，2018，31（3）：315-318.

[22] 中国肝炎防治基金会，陈园生，庄辉.成人甲型肝炎疫苗接种专家建议.中国预防医学杂志，2023，24（12）：1265-1276.

[23] 沈丽萍，闫彩红，边竟杰，等.母婴阻断预防乙肝传播的疗效观察.医药论坛杂志，2008（5）：109-110.

[24] 刘士敬.新版《慢性乙肝防治指南》解读.中国社区医师，2012，28（7）：8-9.

[25] 王建锋，刘贞君.人巨细胞病毒感染治疗的研究进展.医药导报，1-19（2024-06-03）[2025-02-02].http://kns.cnki.net/kcms/detail/42.1293.R.20240603.0946.002.html.

[26] 马世武，刘成海，刘晓琰，等.中国药物性肝损伤诊治指南（2023年版）.胃肠病学，2023，28（7）：397-431.

[27] 中华医学会肝病学分会脂肪肝和酒精性肝病学组，中国医师协会脂肪性肝病专家委员会.酒精性肝病防治指南（2018年更新版）.临床肝胆病杂志，2018，34（5）：939-946.

[28] 陈颖,鲁爽,徐小文,等.《非酒精性脂肪性肝炎治疗药物临床试验原则(试行)》要点解读.中国临床药理学杂志,2020,36(3):379-384.

[29] 中华医学会肝病学分会.自身免疫性肝炎诊断和治疗指南(2021).临床肝胆病杂志,2022,38(1):42-49.

[30] 中华医学会肝病学分会.原发性胆汁性胆管炎的诊断和治疗指南(2021).临床肝胆病杂志,2022,38(1):35-41.

[31] 中华医学会肝病学分会.原发性硬化性胆管炎诊断及治疗指南(2021).临床肝胆病杂志,2022,38(1):50-61.

[32] 中华医学会肝病学分会遗传代谢性肝病协作组.肝豆状核变性诊疗指南（2022年版）.中华肝脏病杂志,2022,30(1):9-20.

[33] 中华医学会肝病学分会.中国遗传性血色病诊疗指南.中华肝脏病杂志,2024,32(9):787-798.

[34] 白洁,郑素军,段钟平.4种常见先天性高胆红素血症的临床特征及诊断思路.临床肝胆病杂志,2019,35(8):1680-1683.

[35] 中华医学会肝病学分会.胆汁淤积性肝病管理指南(2021).临床肝胆病杂志,2022,38(1):62-69.

[36] LAN Y, WANG H, WENG H, et al. The burden of liver cirrhosis and underlying etiologies: results from the Global Burden of Disease Study 2019. Hepatol Commun, 2023, 7(2): e0026.

[37] 鲁晓岚,陶明,罗金燕,等.饮酒与肝病流行病学调查.中华肝脏病杂志,2002,10(6):467-468.

[38] GBD 2017 CIRRHOSIS COLLABORATORS. The global, regional, and national burden of cirrhosis by cause in 195 countries and territories, 1990–2017: a systematic analysis for the Global Burden of Disease Study 2017. Lancet Gastroenterol Hepatol, 2020, 5(3): 245–266.

[39] PELLICORO A, RAMACHANDRAN P, IREDALE J P, et al. Liver fibrosis and repair: immune regulation of wound healing in a solid organ. Nat Rev Immunol, 2014, 14（3）: 181–194.

[40] D'AMICO G, GARCIA-TSAO G, PAGLIARO L. Natural history and prognostic indicators of survival in cirrhosis: a systematic review of 118 studies. J Hepatol, 2006, 44（1）: 217–231.

[41] 雒博晗, 韩国宏.《2023年美国肝病学会实践指南: 肝硬化门静脉和静脉曲张的风险分层及管理》摘译. 临床肝胆病杂志, 2024, 40（1）: 33-36.

[42] 国家卫生健康委办公厅. 原发性肝癌诊疗指南（2024年版）. 肝胆胰外科杂志, 2024, 36（5）: 封3页.

[43] 马元吉, 杜凌遥, 白浪, 等. 非生物型人工肝治疗肝衰竭的研究进展. 中华肝脏病杂志, 2023, 31（9）: 1004-1008.

[44] 代梅, 刘霞, 陈宗倩, 等. 血浆置换联合双重血浆分子吸附系统人工肝治疗肝衰竭高胆红素血症患者疗效研究. 重庆医科大学学报, 2023, 48（7）: 811-815.

[45] 曾刚, 黄洁, 沈国俊, 等. 不同类型非生物型人工肝治疗肝衰竭合并肝性脑病的效果. 当代医学, 2023, 29（32）: 163-166.

[46] 王钲钰, 韩国宏.《2023年AASLD实践指南: TIPS、曲张静脉栓塞、逆行性经静脉栓塞治疗曲张静脉出血》摘译. 中华肝脏病杂志, 2023, 31（10）: 1030-1034.

[47] 中国医师协会介入医师分会. 中国门静脉高压经颈静脉肝内门体分流术临床实践指南. 中华肝脏病杂志, 2019, 27（8）: 582-593.

[48] 中国医师协会介入医师分会临床诊疗指南专委会. 中国肝细胞癌经动脉化疗栓塞（TACE）治疗临床实践指南（2023年版）. 中华医学杂志, 2023, 103（34）: 2674-2694.

[49] 中华医学会器官移植学分会，中国医师协会器官移植医师分会. 中国活体肝移植供者微创手术技术指南（2024版）. 中华普通外科杂志，2024，39（7）：497-507.

[50] 中国医师协会器官移植医师分会，中华医学会器官移植学分会肝移植学组. 中国肝癌肝移植临床实践指南（2021版）. 中华消化外科杂志，2022，21（4）：433-443.

[51] 戴朝六，赵闯，徐锋. 国内外腹腔镜肝切除术相关指南解读与比较. 中国实用外科杂志，2017，37（5）：539-542.

[52] 陈孝平，朱鹏，张志伟，等. 腹腔镜肝切除术专家共识和手术操作指南（2013版）. 中华外科杂志，2013，51（4）：289-292.

[53] 耿玮，钟成鹏，孙汉勇，等. 肝切除联合部分肝移植延期全肝切除术的发展与应用. 中华消化外科杂志，2023，22（11）：1378-1384.